大人也不知道的

求生防災知識大集合

求生防災研究會 編　森之鯨 繪
國崎信江（危機管理諮詢師）監修
賴庭筠 譯

審訂
靖娟兒童安全文教基金會

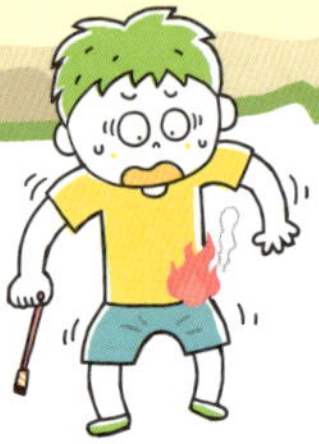

前言

在日常生活中，大家一定都遇過讓人覺得「好危險！」「好可怕！」的事情。有時候可能我們自己沒有感覺，但旁人看了膽戰心驚。尤其臺灣和日本所處的位置有颱風又有地震，隨時都有可能發生災害。

只要我們預先了解什麼地方會很危險、災害發生時應該要採取哪些行動，即使發生了可能讓人受傷、喪命的緊急情況，我們也可以大事化小、小事化無。

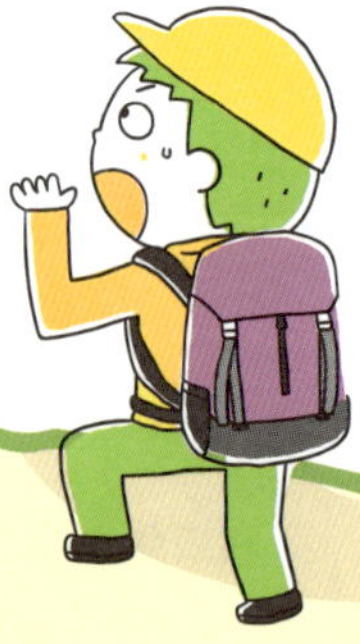

這就是所謂的「防災」。
發生緊急情況時，附近可能沒有人可以幫助我們。因此，我們要隨時做好準備，自己保護自己哦。
希望每一位讀完這本書的人都可以具備防災的「知識」，並可以勇敢「行動」。

危機管理教育研究所代表　國崎信江

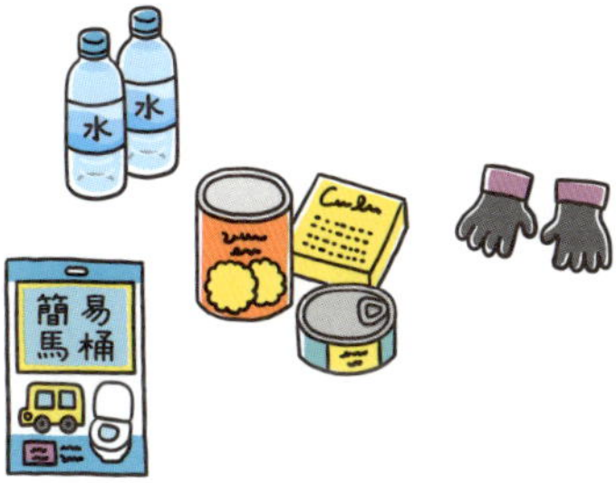

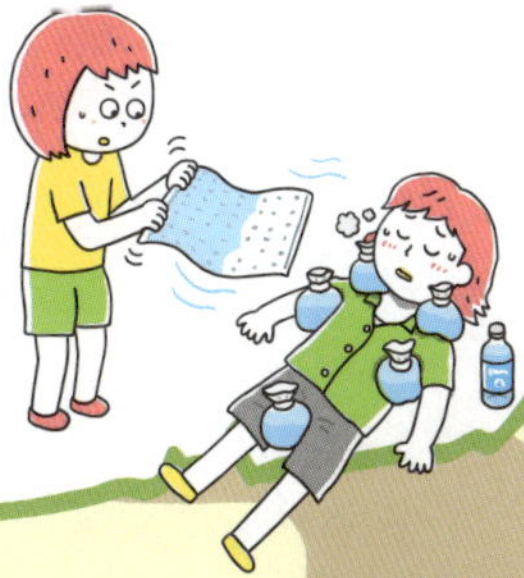

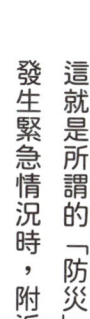

目錄

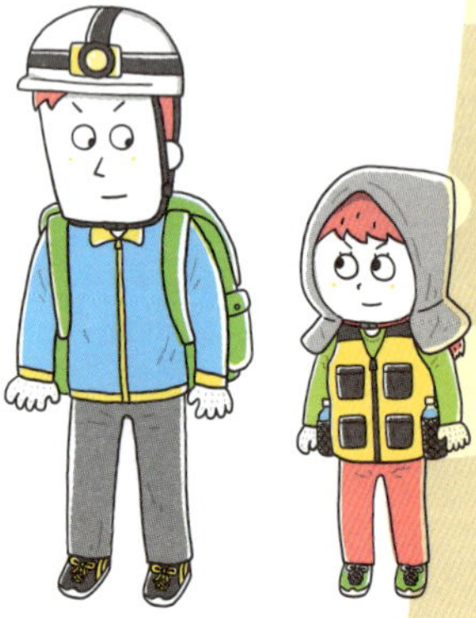

第3章 戶外活動求生篇

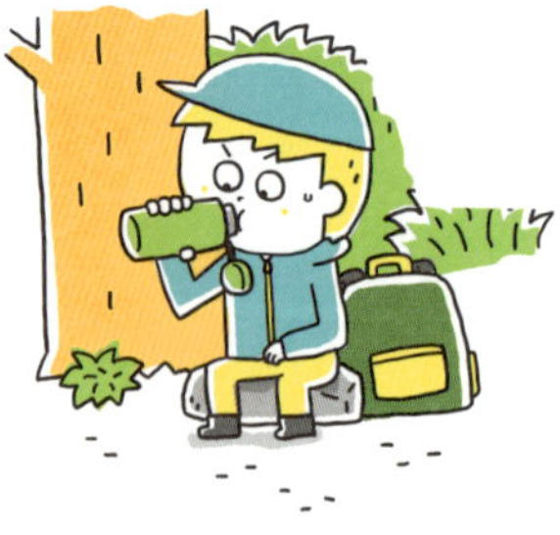

第 1 章

地震
求生篇

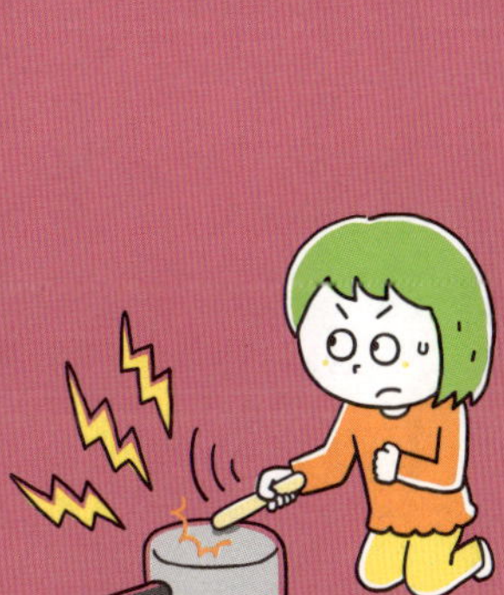

第1章　地震求生篇

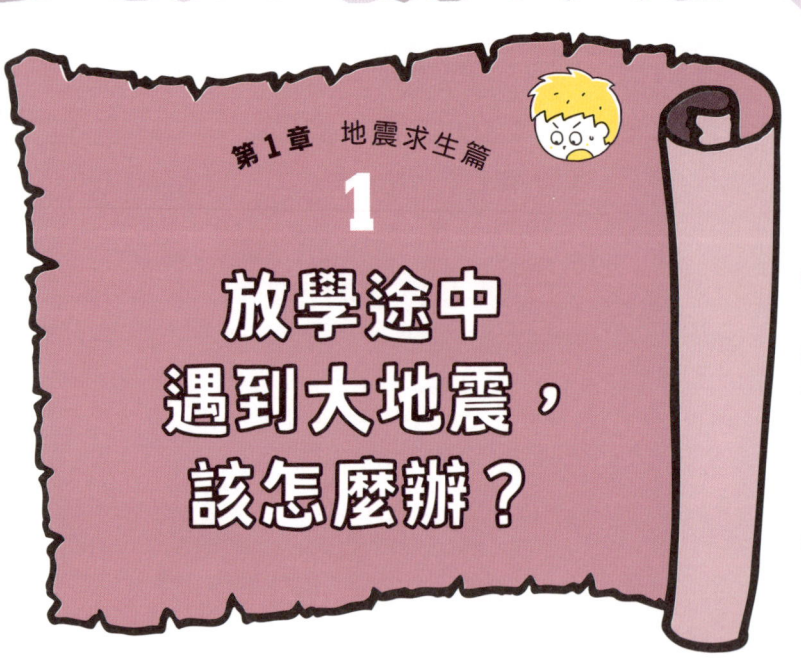

1 放學途中遇到大地震，該怎麼辦？

留意「四種風險」，確保安全！

發生地震時，最重要的是遠離**「四種風險」**。「四種風險」包含：**①物品掉落的風險、②物品倒塌的風險、③物品移動的風險、④物品破裂的風險**。只要平時留意上學途中有哪些地方的風險比較高，就可以在事情發生時迅速做出正確的判斷。搖晃停止時，可以前往更安全的地方避難——像是回學校、回家、或是前往避難收容處所，平時就要和家人討論**「發生地震時，我們應該怎麼做」**。

物品掉落的風險

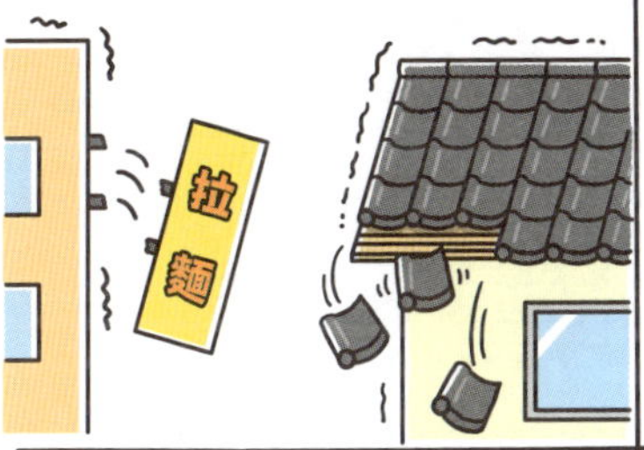

物品倒塌的風險

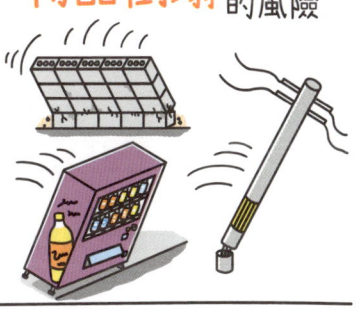

物品移動的風險

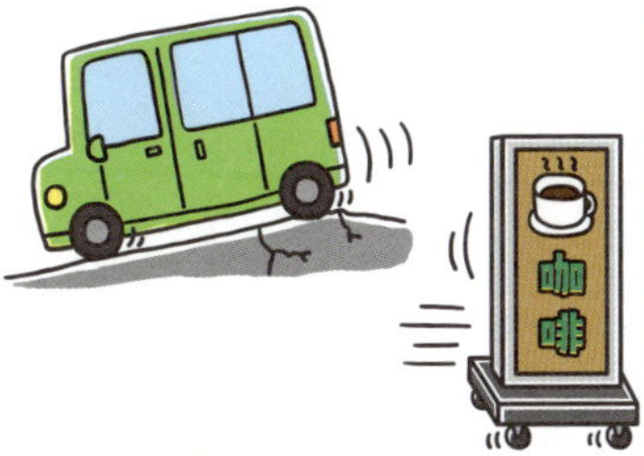

物品破裂的風險

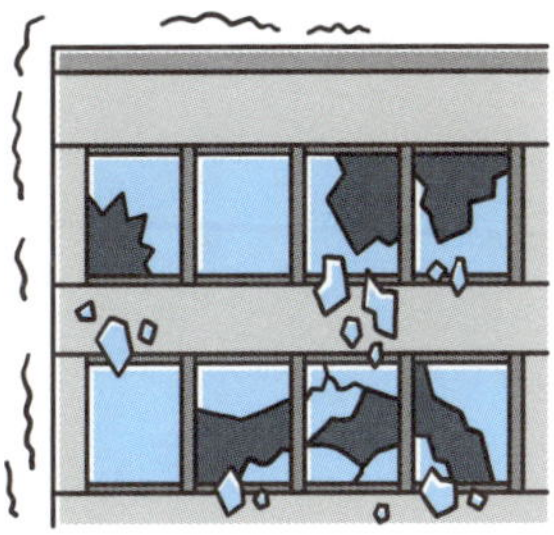

延伸知識

搭乘捷運或公車時，應該要緊握扶手或吊環，並遵守司機等工作人員的指示。如果急急忙忙趕著下車，可能會導致受傷或意外。

第1章　地震求生篇

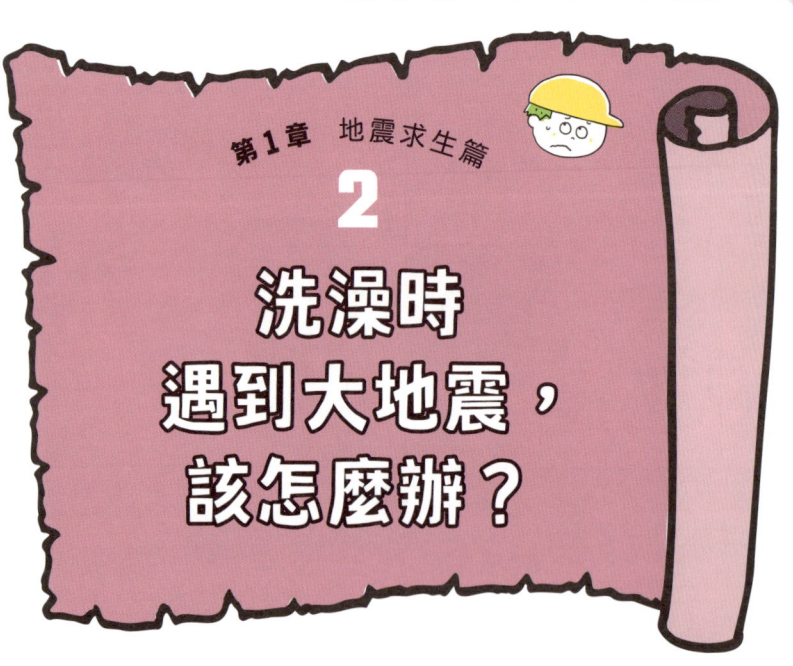

2

洗澡時遇到大地震，該怎麼辦？

緊抓浴缸的邊緣等待搖晃停止！

為了避免滑倒，不要急著離開浴室。**可以先坐下來緊抓浴缸的邊緣，等待搖晃停止**。同時為了避免窗戶或鏡子破裂，建議使用臉盆或浴缸蓋板來保護頭部。搖晃停止後，就要立刻離開浴室，並做好發生餘震時的準備。**如果浴室高處有放置物品，可以先將物品移動至低處**。

浴室避難三口訣：坐、抓、護！

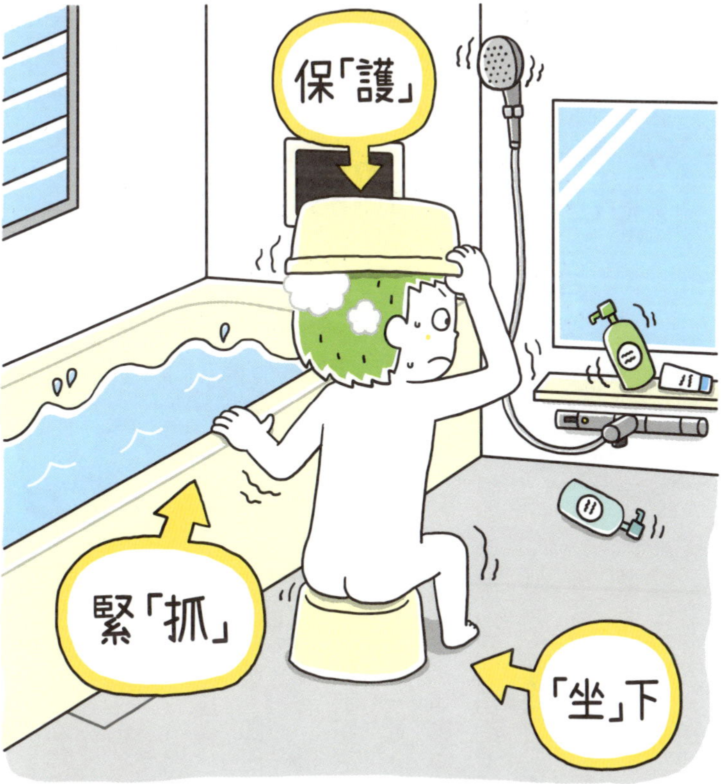

延伸知識

發生大地震後可能會停水，停水時可能會用到浴缸裡的水，所以可以先留著。

第 1 章　地震求生篇

3

在海邊遇到地震，該怎麼辦？

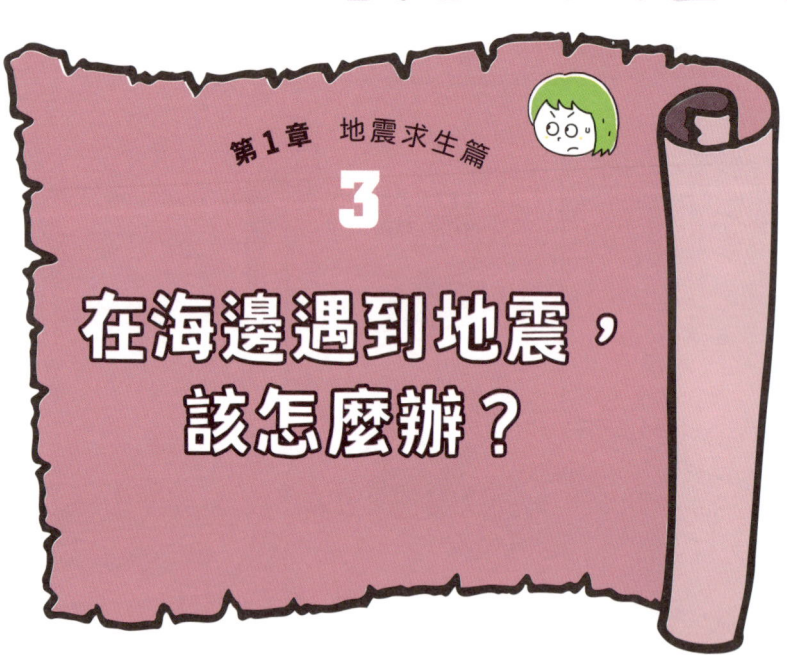

立刻逃往高處，避免受海嘯威脅！

發生地震後，海嘯最快數分鐘後就會抵達岸邊。即使沒有接到海嘯警報，也要逃往高處。重點在於前進的方向，要與海岸線或河水流向呈直角。即使沒有和家人在一起，也要優先避難※。不過**建議避免開車移動**，以免塞在車陣中。如果沒有辦法跑很遠，可以躲進堅固的建築物，並盡可能往高樓層移動。**要避免受海嘯威脅，最重要的是高度，其次才是距離**。

※ 發生災害時，要優先守護自己的生命——這稱為「自助」。

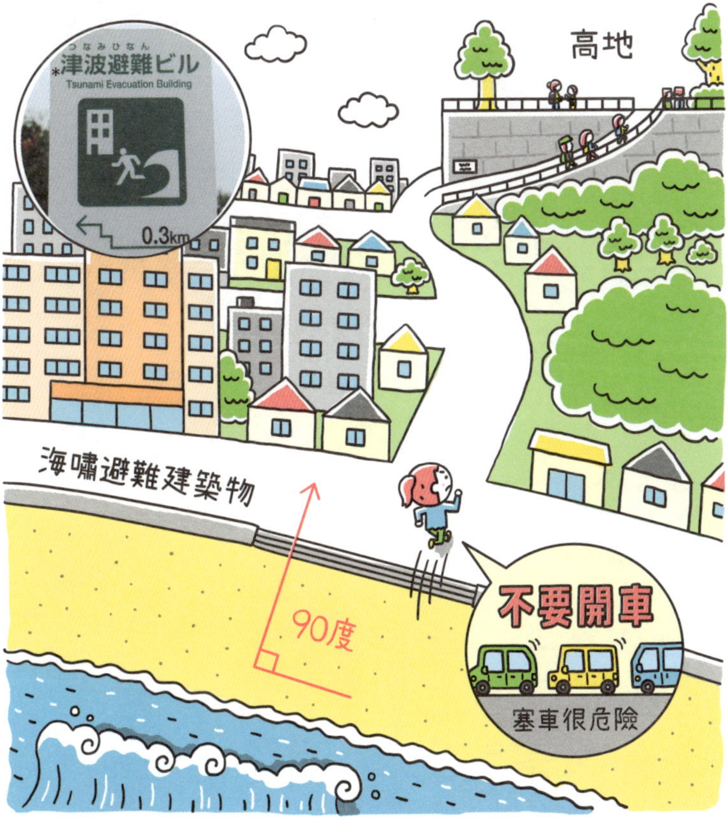

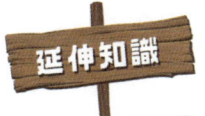

延伸知識

可能發生海嘯的區域，有一些建築物會被指定為「海嘯避難建築物」。建議事先調查海嘯避難建築物的位置，並熟悉其標示。

照片提供／PIXTA。＊這張照片是日本海嘯避難建築物的標示。

第1章　地震求生篇

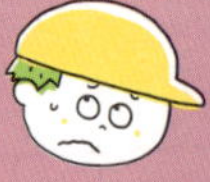

4

登山時遇到地震，該怎麼辦？

留意落石與山崩，盡快往平坦處移動！

登山時如果遇到地震，**一定要留意「落石」——碎石、岩塊掉落**。搖晃時將姿勢放低，觀察山坡面是否有落石。**搖晃停止後也有可能出現落石，必須一邊留意、一邊往平坦處移動**。此外，有可能出現山崩等土石災害，包括土石災害警戒區、土石災害危險地帶，一定要盡快遠離陡急的山坡面。

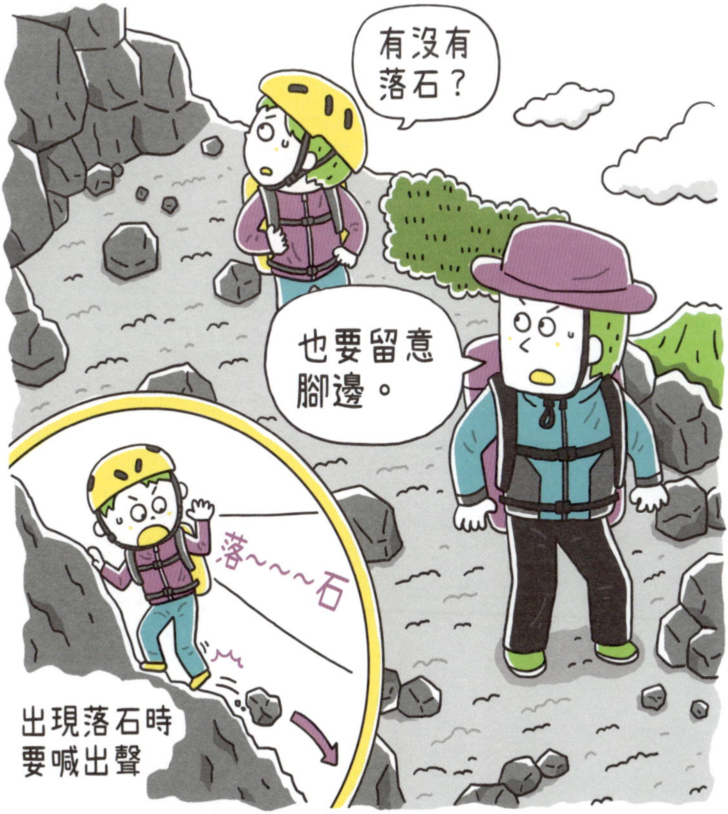
有沒有
落石？
也要留意
腳邊。
落～～～石
出現落石時
要喊出聲

延伸知識

登山者之間有一項規則，發生落石時要喊出聲「落～～～石」、「落石！」，提醒在下方的人。即使沒有看見人影，也一定要大聲喊出來。

第1章　地震求生篇

5

地震後火災警報器響了，該怎麼辦？

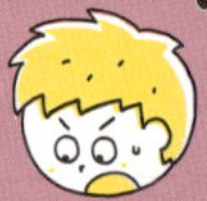

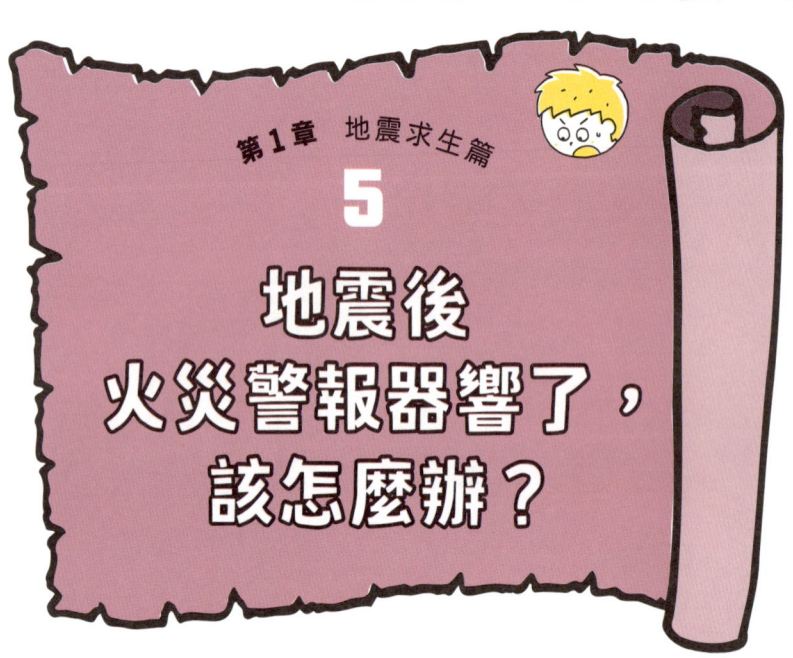

在煙霧瀰漫前盡快向外逃！

火災警報器響起，就表示你所處的建築物發生火災了。即使沒有看見火焰或煙霧，也不能掉以輕心，必須留意腳步並盡快向外逃。**不知道出口位置時，可以尋找緊急出口的標示。**

出現黑色煙霧時，**以手帕或毛巾掩蓋口鼻並將姿勢放低，避免吸入有毒氣體。**

兩種緊急出口標示

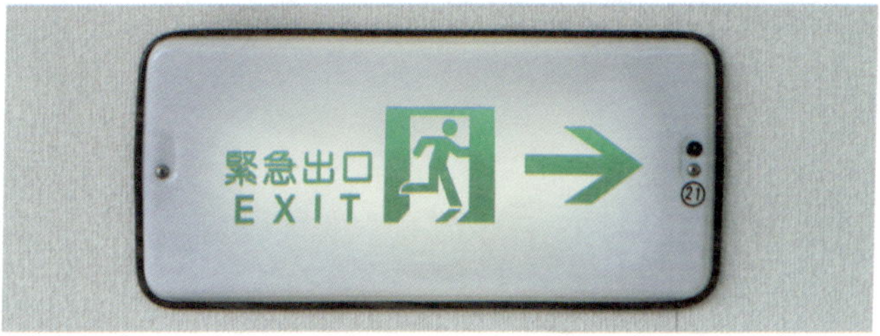

避難方向指示燈

白色的避難方向指示燈指引緊急出口的方向，只要沿著箭頭前進，就能找到緊急出口。

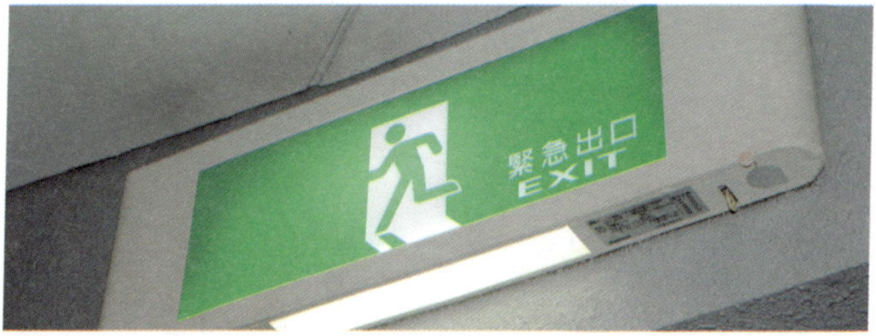

出口標示燈

綠色的出口標示燈位於緊急出口，可以從有此標示的地方向外逃。

延伸知識

人潮衝向同一個緊急出口時，反而很危險。可以觀察四周，試著尋找其他緊急出口。像是地下街，至少每60公尺就會設置一個緊急出口。

照片提供／PIXTA

第1章　地震求生篇

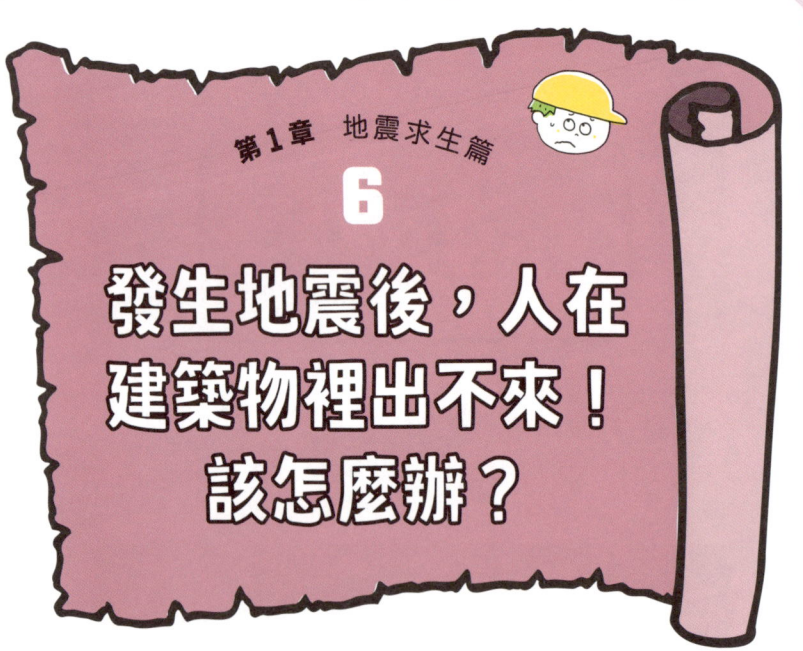

6

發生地震後，人在建築物裡出不來！該怎麼辦？

發出聲音，讓其他人知道你的位置！

當房子因大地震的搖晃而歪斜，有可能導致門窗無法開啟。如果你在建築物裡出不來，一定要讓其他人知道你的位置，等待救援。**為了保留體力，建議不要大聲喊叫，以堅硬的物體敲打門扇或牆壁來發出聲音**。在背包等日常用品上掛哨子，也是一種很好的做法。一旦其他人發現你在建築物裡出不來，就可以大聲呼救。如果**被壓在家具等物體下無法動彈**，也建議一開始不要大聲喊叫，先以物體敲打的聲音讓其他人知道你的位置。

如何讓其他人知道你的位置

①敲打鍋子、牆壁等物體

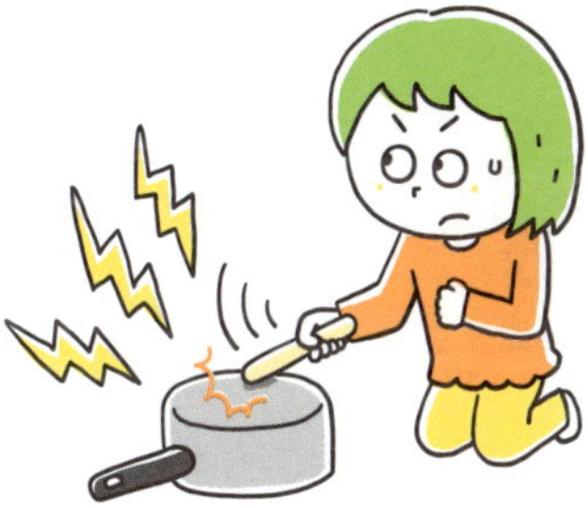

②吹哨子

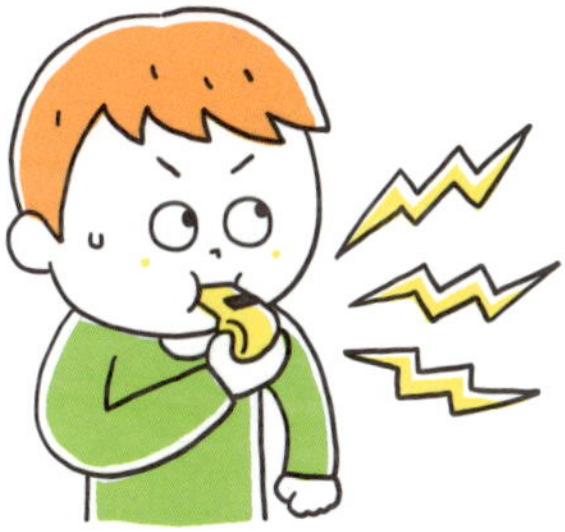

③用鏡子反光

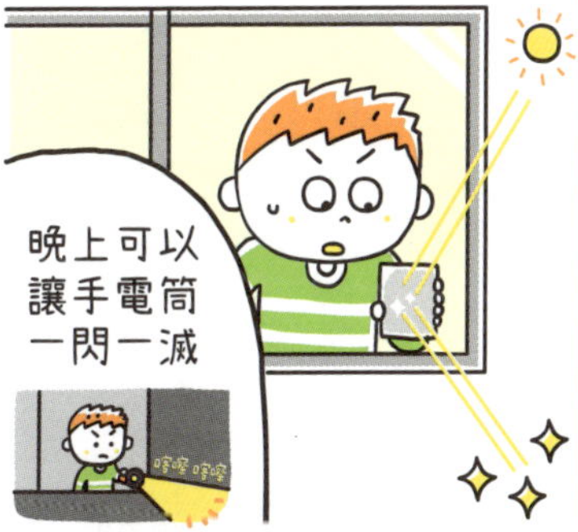
晚上可以
讓手電筒
一閃一滅

④將寫著位置的紙條往外丟

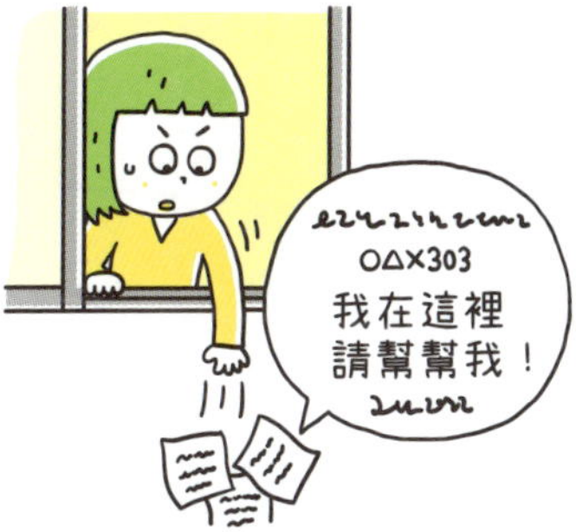
○△×303
我在這裡
請幫幫我！

延伸知識

在電梯裡感受到搖晃時，要立刻按下所有樓層的按鈕，並在電梯停下開門時盡快離開電梯。如果被關在電梯裡，則要按下緊急按鈕等待救援。

第1章　地震求生篇

7

夏天很熱，可以穿短袖避難嗎？

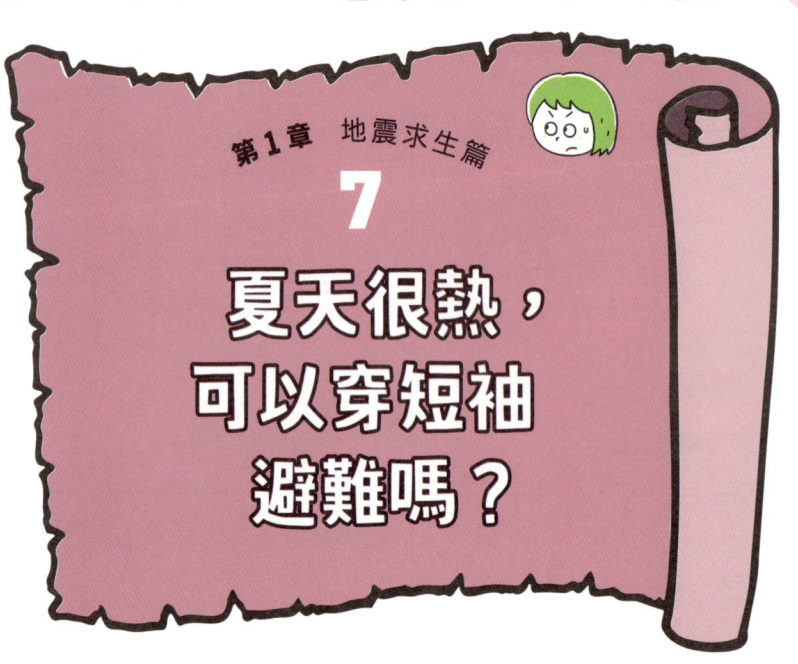

即使是夏天，避難時也要穿長袖和長褲！

發生地震後在前往避難收容處所的路上，不知道會遇到什麼樣的危險，路程中也有可能再次出現巨大的搖晃。為了保護自己，**避難時的基本配備為：防災頭套或安全帽＋長袖＋長褲＋手套＋運動鞋＋緊急避難包**。如果擔心會中暑，可以準備涼感巾或涼感頸圈。避難時也要小心門戶安全，**先關閉水、電與瓦斯的總開關，確實鎖好門窗再離開**。

地震避難時的配備

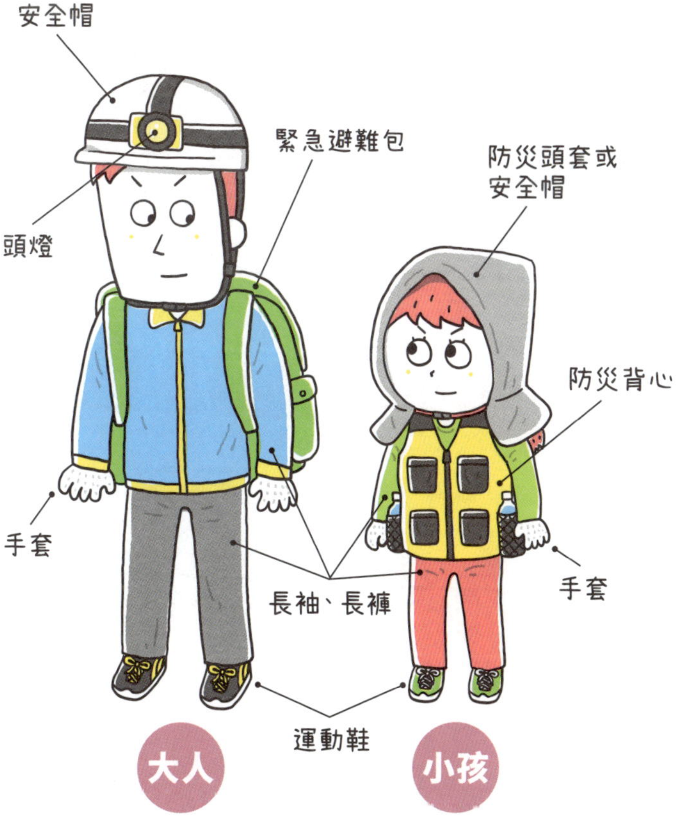

延伸知識

也可以穿著口袋裡裝有緊急避難用品的防災背心，行動方便且不會太重。

第1章　地震求生篇

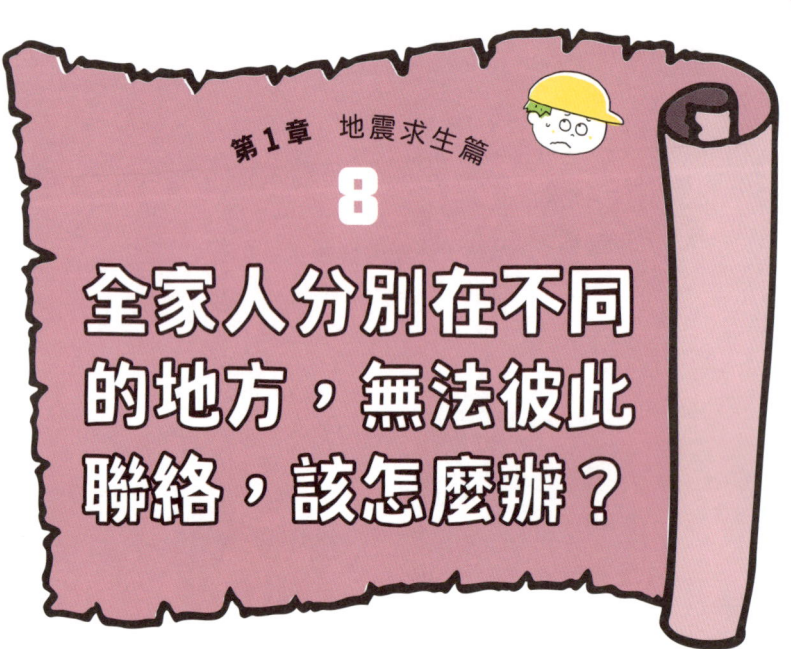

8
全家人分別在不同的地方，無法彼此聯絡，該怎麼辦？

使用災害應用程式或三角聯絡法！

發生地震等災害時，電話可能會打不通，在日本會有「災害用留言系統（171）」可以錄製語音留言給家人。在臺灣可使用**「消防防災e點通」**（網頁版「全民防災e點通」※）也有發送平安簡訊的功能，**平常就可以全家一起下載、確認內容並事前演練**。目前學校或者消防單位推行的家庭防災卡※，可事先約定集合點，災害發生時，身處不同地方的家人，就可以到集合點集合。除此之外，也可以採取「三角聯絡法」——透過位於非受災區的家人保持聯絡，更能讓彼此安心。

※「全民防災e點通」https://bear.emic.gov.tw/MY2/
※「家庭防災卡」https://www.nfa.gov.tw/kid/index.php?code=list&ids=658

日本「災害用留言系統 171」的使用方式

☎撥打 171

重點！
事前決定輸入的市內電話號碼或手機電話號碼。

錄音：	播放：
按「1」	按「2」

↓

輸入電話號碼，依照語音指示錄音或播放。

重點！
每次錄音限 30 秒。

※每年會開放數次試用，包括每月 1 日、15 日。

三角聯絡法

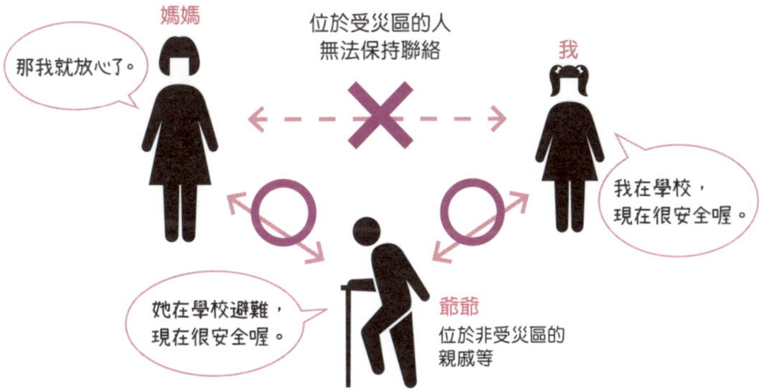

媽媽
那我就放心了。
位於受災區的人
無法保持聯絡
我
我在學校，
現在很安全喔。
她在學校避難，
現在很安全喔。
爺爺
位於非受災區的
親戚等

延伸知識

發生意外時，可能會一時想不起電話號碼。包括家人的聯絡方式、災害用留言系統使用的號碼，建議可以事前寫在小卡或筆記本上。

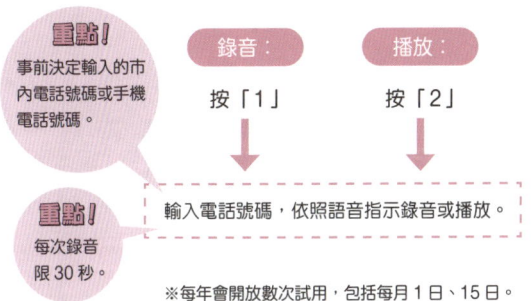

第1章　地震求生篇

9
電車因為地震停駛，我回不了家，該怎麼辦？

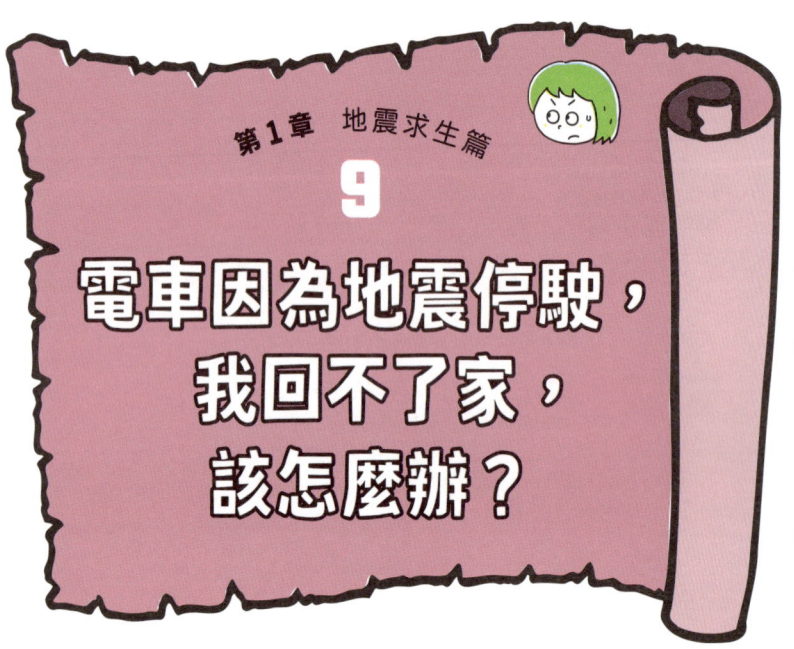

不要勉強移動，先前往避難收容處所！

電車因發生災害停止時，獨自回家非常危險。路上會有非常多行人，小孩可能會被推擠。**建議依照站員指示行動，或請求帶著小孩的大人幫忙**。發生災害時，**切記不要獨自行動**。此外也可以觀察車站內的地圖，看看附近是否有學校並前往避難。

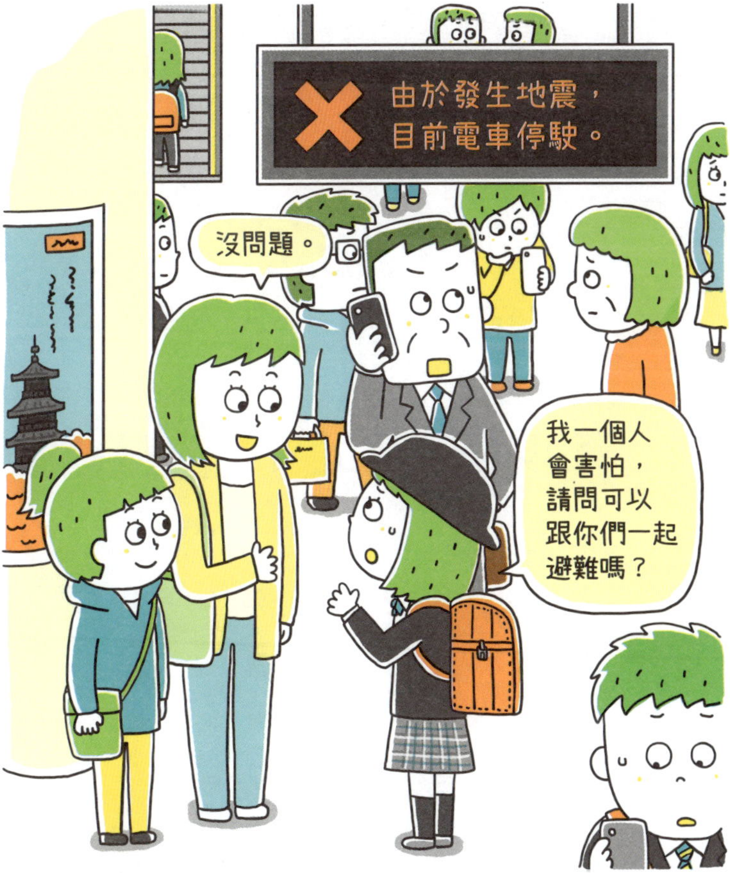
由於發生地震，
目前電車停駛。
沒問題。
我一個人會害怕，請問可以跟你們一起避難嗎？

延伸知識

前往車站附近的學校避難時，可以先告知站員自己的名字與前往地點，請站員協助通知爸爸、媽媽或自己的學校。

第1章　地震求生篇

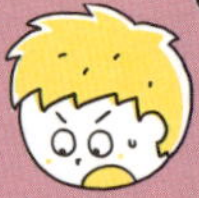

10

停水了嗎？打開水龍頭都沒有水！

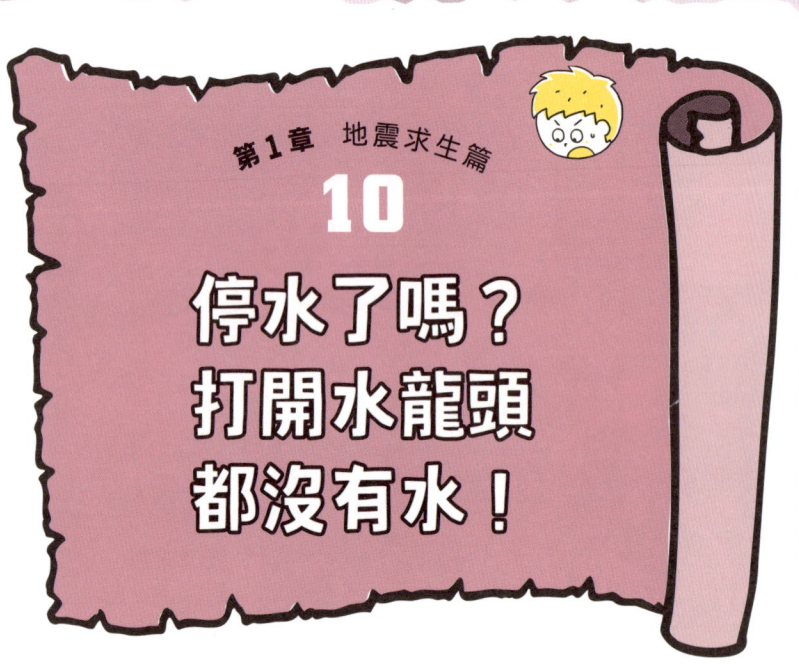

事前儲備三公升×家庭成員人數×三天的水！

家裡有儲備災害時使用的糧食與水嗎？萬一基礎建設（水、電、瓦斯）停止時，**至少要儲備三天（七天更好）的用量**。發生災害時每天每人的用水量為三公升，可以依照家庭成員人數準備。此外，日本各地設有緊急取水站，在停水時就能派上用場。在臺灣，地震後如果遇到大規模停水，政府也會協調送水車，在停水地區進行定點送水。

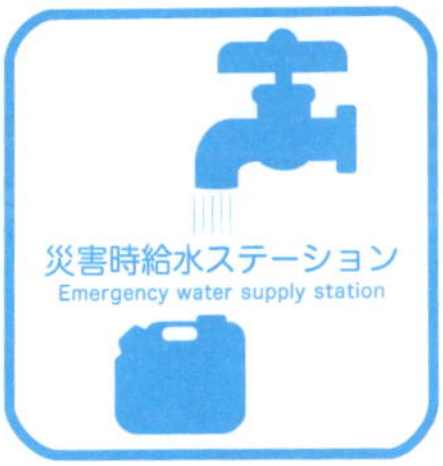
災害時給水ステーション
Emergency water supply station

圖片提供／東京都水道局

日本災害時供水站標示

東日本各地的緊急取水站有不同的名稱與標示，比如說東京都的緊急供水據點稱為「災害時供水站」。

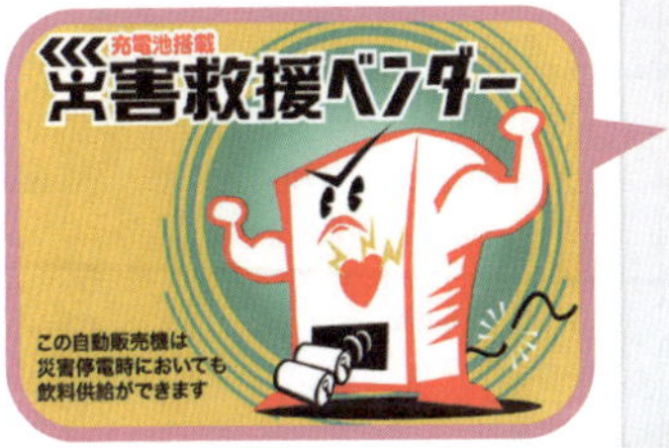
充電池搭載
災害救援ベンダー
この自動販売機は
災害停電時においても
飲料供給ができます

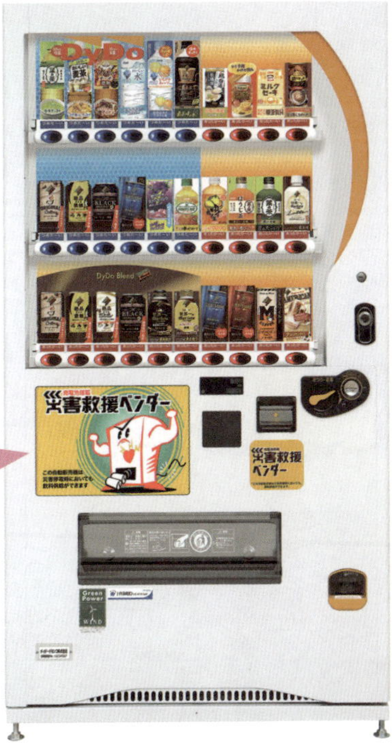

照片提供／DyDo DRINCO

災害救援自動販賣機

日本的災害救援自動販賣機即使停電，也可以取出飲料。

延伸知識

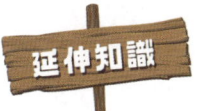

發生災害時，日本政府會在自來水廠、公園、學校等地設置取水站。停電或停水時可以直接取出飲料的「災害救援自動販賣機」也能幫上大忙。

第1章　地震求生篇

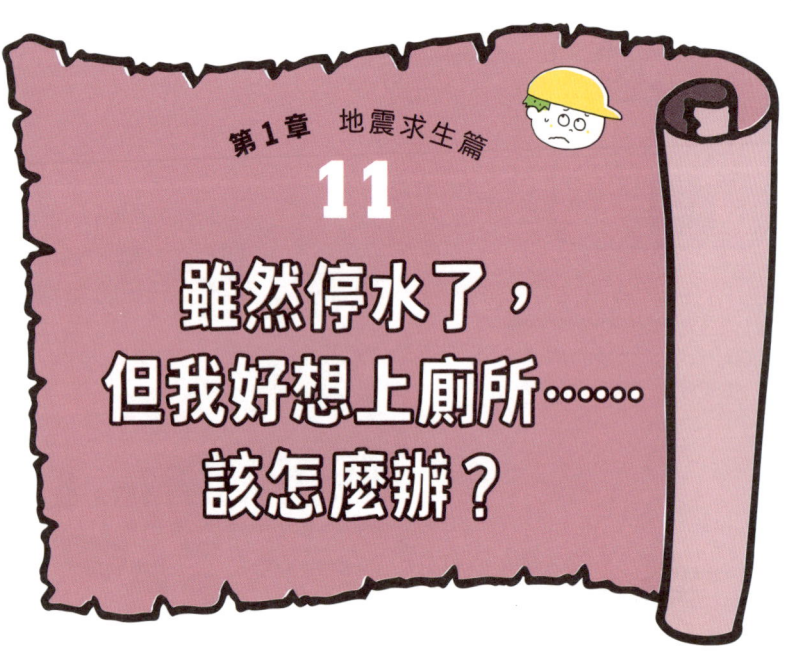

11
雖然停水了，但我好想上廁所……該怎麼辦？

利用塑膠袋與報紙製作臨時馬桶！

家中因災害停水時，最讓人傷腦筋的就是沒有辦法沖馬桶。儘管日本有些公園設有災害時的公用廁所，但相信一定有人還是只能在自家廁所便便吧。建議這樣的人**在緊急避難包中，準備塑膠袋、凝固劑、報紙等製作臨時馬桶的材料**。如果住在獨棟建築物且排水管沒有損壞※，也可以利用平時儲存在浴缸中的水來沖馬桶。沖馬桶一次大約需要一個臉盆的水。

※ 災害發生時，沖馬桶時只沖排泄物就好，衛生紙等垃圾最好另外處理。

臨時馬桶的製作方式

①掀起馬桶座，鋪一層塑膠袋。

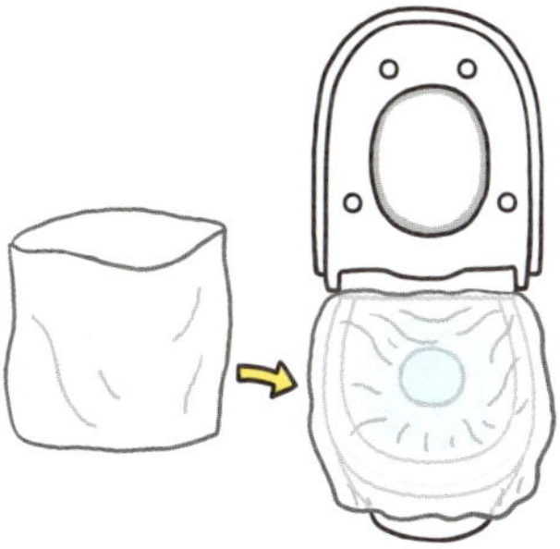

②放下馬桶坐，再鋪一層塑膠袋。

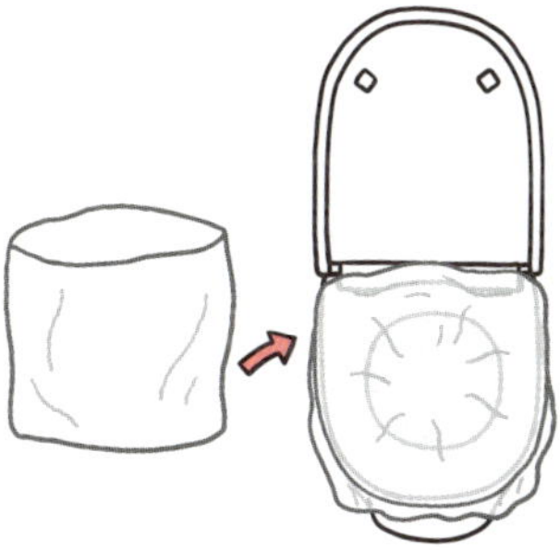

③在②的塑膠袋上放凝固劑與撕碎的報紙。

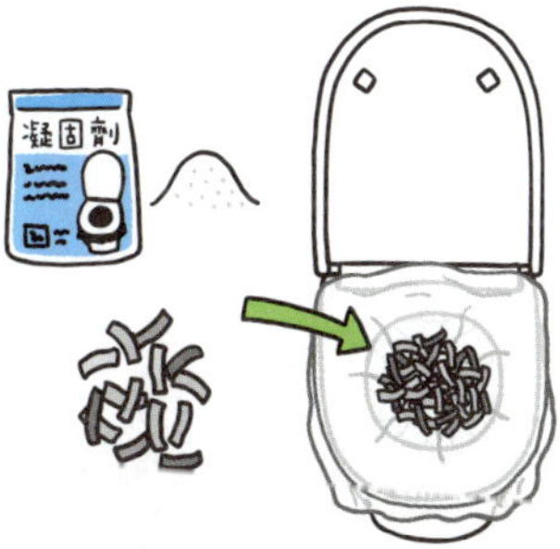

④排泄結束後，將②的塑膠袋綁起來，放置在有蓋子的垃圾桶中（請依照政府指示丟棄）。

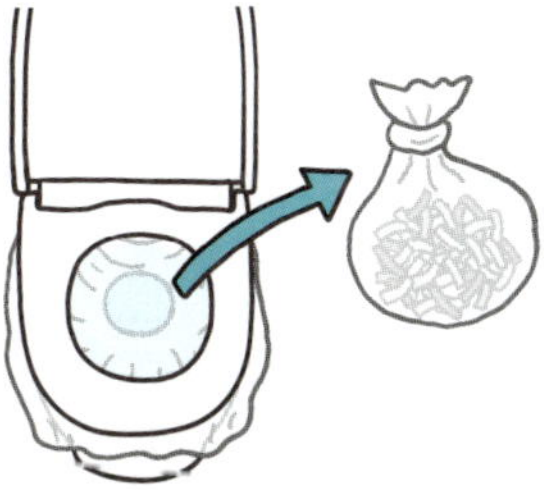

延伸知識

如果住在公寓或電梯大樓，在確認整棟建築物排水管都沒有損壞前，暫時不要沖馬桶，以免發生漏水。

第1章　地震求生篇

12

在避難收容處所裡該如何防疫呢？

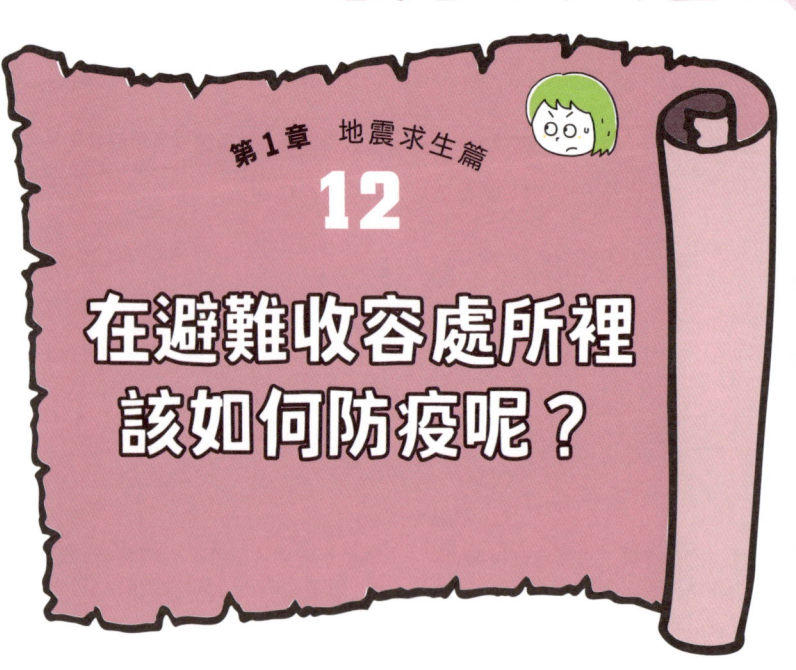

切記戴口罩、勤洗手、以酒精消毒！

包括新型冠狀病毒，要預防「人傳人」的疾病**一定要戴口罩、勤洗手**。建議大家**在緊急避難包中準備口罩與消毒用品**。在避難收容處所一定要將口罩戴好，避免下巴或鼻子露出縫隙，同時一定要經常洗手。如果停水，就必須使用酒精消毒。此時**請避免用手直接拿取食物**，像是飯糰、麵包、餅乾等。

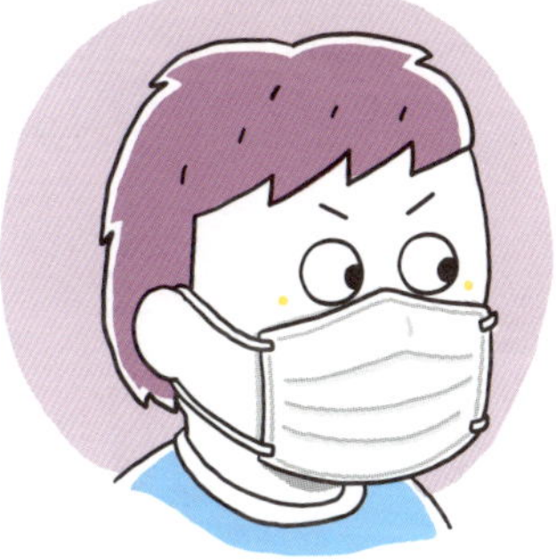

將口罩戴好，
避免下巴或鼻子
露出縫隙。

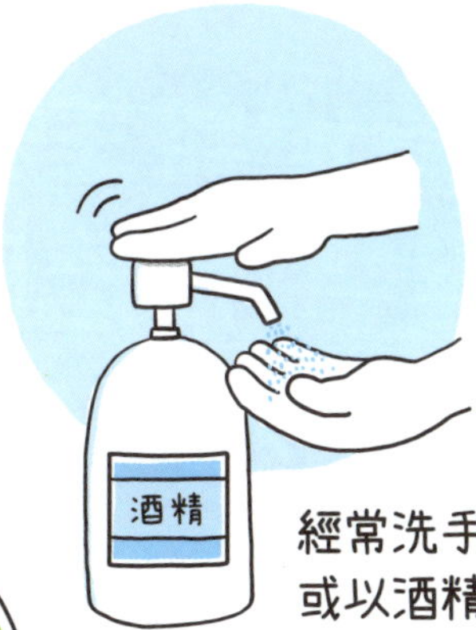

經常洗手，
或以酒精
消毒。

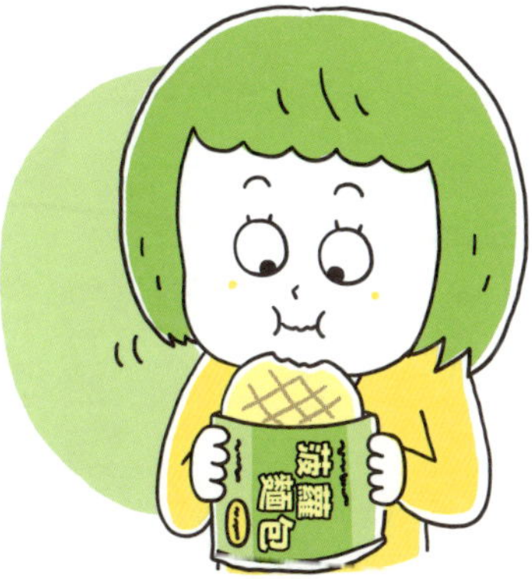

避免用手直接
拿取食物。

延伸知識

當避難收容處所停水時，無法像平常那樣刷牙，此時可以利用漱口水來維護牙齒健康。

第1章　地震求生篇

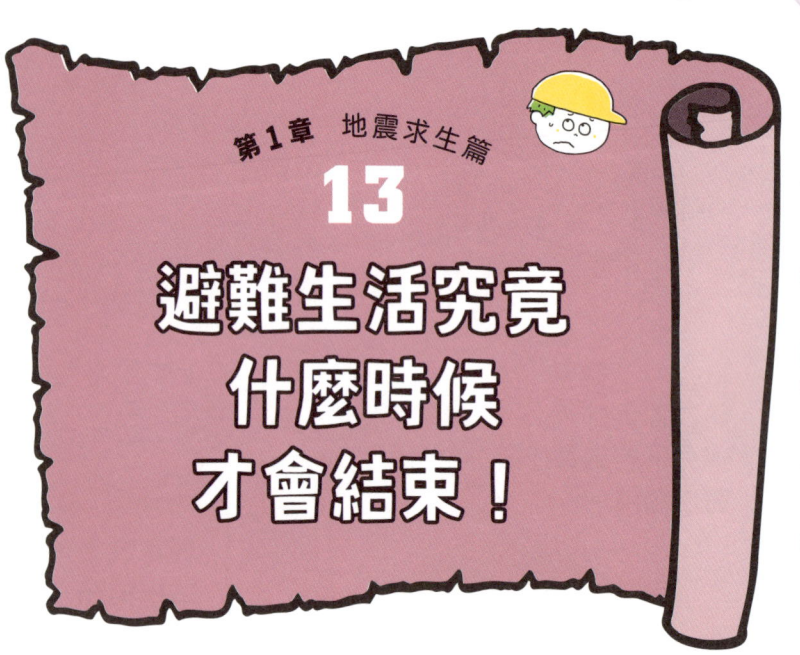

13

避難生活究竟什麼時候才會結束！

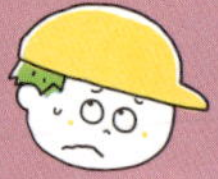

與大人或家人商量，透過自己喜歡的事物轉換心情！

避難久了，由於必須忍受許多不便，心裡難免會覺得焦躁、不安。當你覺得難受，可以試著與家人聊一聊你想做的事。此外，避難收容處所可能會有心理諮商師。當你**覺得不舒服時，不要一個人煩惱，和其他人商量**看看吧。也可以**透過零食、書籍、玩偶等讓自己放鬆的事物轉換心情**。

與大人或家人
商量

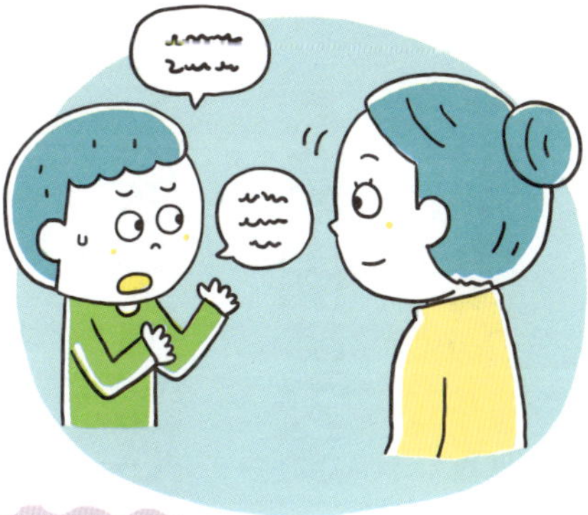

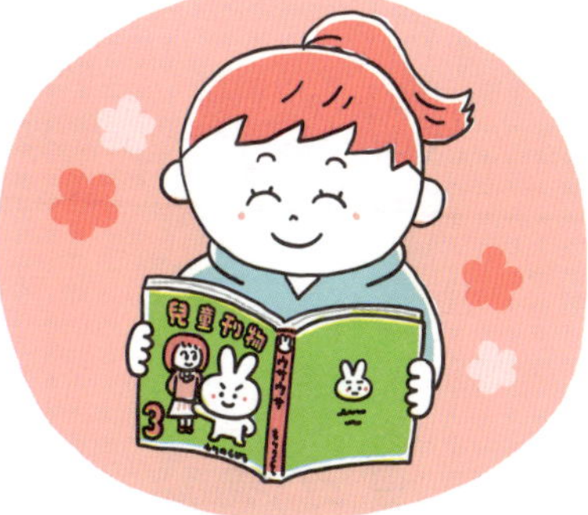

透過喜歡的事物
轉換心情

延伸知識

大家可以一起想一想「有沒有什麼事情是我們能做的？」2016年日本發生熊本大地震時，就有許多小學生志工為大家服務哦。

求生猜一猜 1

發生災害時的「避難三原則」為何？

答案

● 居安思危

● 準備萬全

● 率先避難

「避難三原則」是在可能發生海嘯等災害時的行動準則。災害潛勢地圖的資訊僅供參考，還是要「居安思危」做好最壞的打算。即使在避難收容處所也不能掉以輕心，必須「準備萬全」。同時，即使其他人尚未行動也要「率先避難」。

第 2 章

氣象災害
求生篇

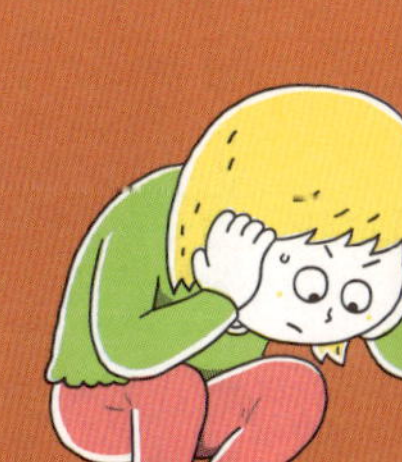

第2章　氣象災害求生篇

14

颱風要來了！該怎麼辦？

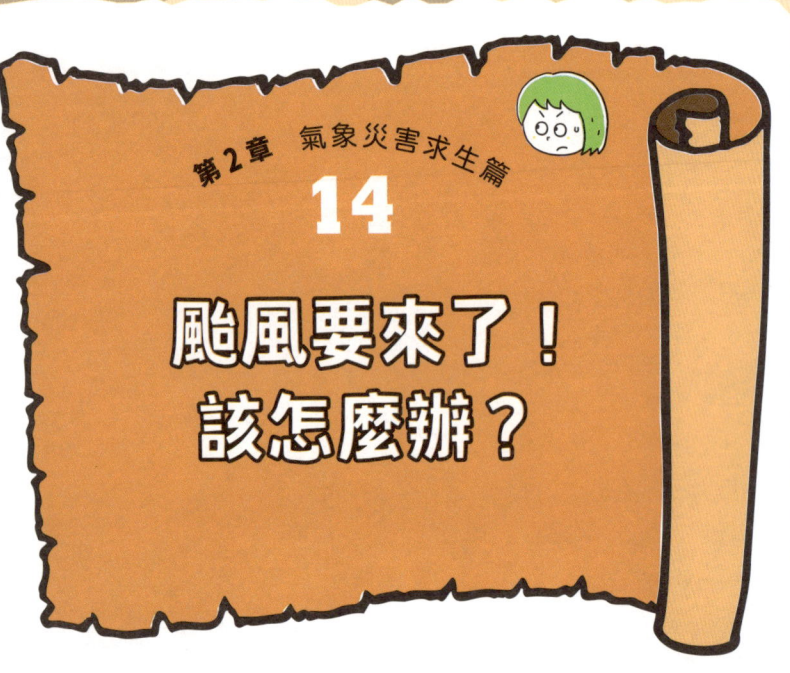

做好強風、大雨、停電、停水的準備！

基本上建議從風雨變大的七十二小時前（三天前）開始準備，請根據氣象預報採取相關防颱措施。**首先為強風預做準備**，將有可能被風吹走的物品搬進室內。再者為大雨預做準備，確認淹水潛勢圖※。若所在地位於可能淹水的區域，就要準備避難。**最後為停電與停水預做準備**，像是確認手電筒與收音機的電池是否有電、在浴缸儲存生活用水等。

※ 此種地圖會標示出可能淹水的區域與高度。可於國家災害防救科技中心網站查詢。

颱風接近時的準備事項

72小時前（3天前）

- □ 透過氣象預報確認所在地是否位於颱風路徑上。
- □ 將可能會被風吹走的物品（腳踏車、盆栽等）搬進室內。如果不容易搬動，可以用繩子等物品固定在建築物上。

48小時前（2天前）

- □ 持續留意氣象預報。
- □ 確認淹水潛勢圖。若所在地位於可能淹水的區域，準備緊急避難包。
- □ 確認手電筒、提燈與收音機的電池是否有電。
- □ 確認飲用水、備用糧食，數量不夠時要儘速採買。

24小時前（1天前）

- □ 密切留意氣象預報。若颱風有可能直襲，與家人討論避難地點與服裝。

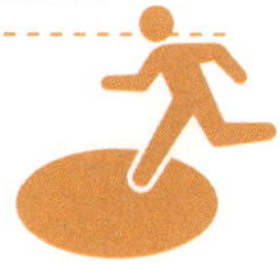

6小時前

- □ 除了氣象預報，也要確認地方政府提供的資訊，判斷是否需要避難。
- □ 將手機、行動電源充飽電。
- □ 在浴缸儲存生活用水。
- □ 拉上窗簾，避免物體撞擊玻璃窗時發生危險。

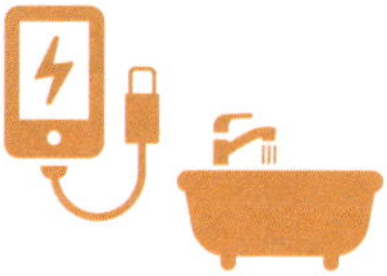

颱風登陸

延伸知識

發生在熱帶海面上的熱帶性低氣壓若風速達到 17.2 公尺 / 秒以上，稱為「颱風」。每年接近日本的颱風平均約有 12 個，而其中平均約有 3 個會登陸；而每年接近臺灣的颱風平均約有 3 ～ 4 個會登陸。

第2章 氣象災害求生篇

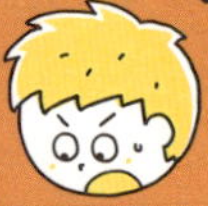

15 廁所出現「咚通咚通」的聲音，該怎麼辦？

以裝水的塑膠袋堵住排水孔，預防汙水倒灌！

雨水會流入位於地下的下水道，而由於下水道與各家的排水管相連，當大量雨水流入下水道，就有可能因為水位上升而倒灌。當我們**聽見馬桶、浴缸的排水孔出現「咚通咚通」的聲音，感覺排水不順就要特別留意**。此時建議以裝水的塑膠袋堵住排水孔，預防污水倒灌。颱風或豪雨時，**應避免泡澡、洗衣服等大量排放生活用水的行為**。

防止汙水倒灌的方式

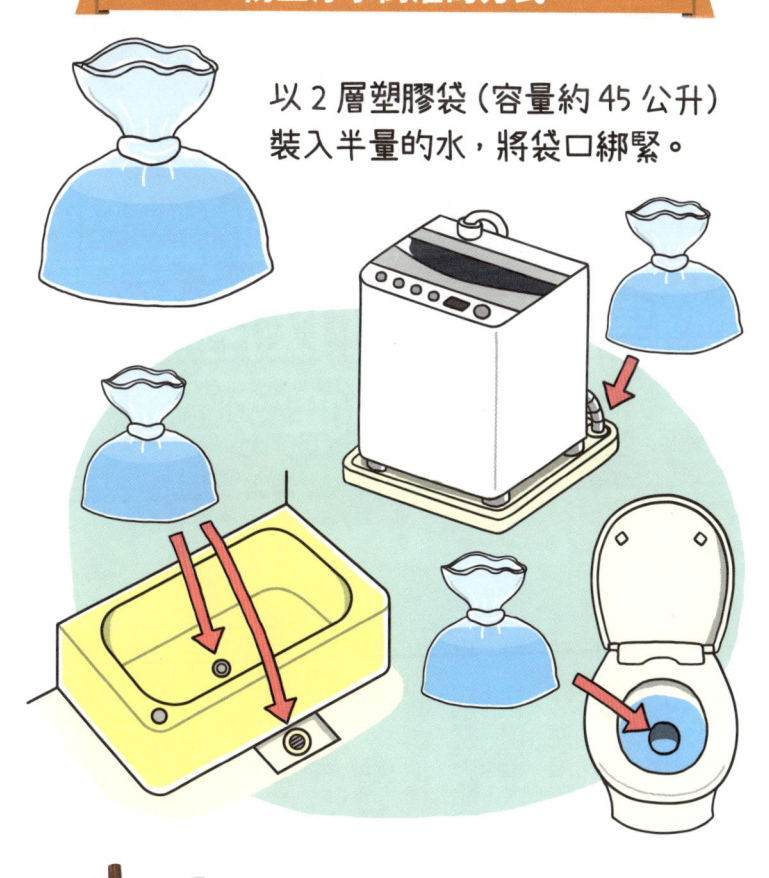

以 2 層塑膠袋（容量約 45 公升）裝入半量的水，將袋口綁緊。

延伸知識

在日本雨水會透過住宅周邊的雨水井※、側溝流入下水道。若是雨水井、側溝被垃圾等物品堵塞，雨水可能會無法順利排放而導致淹水。

※ 此設備能讓雨水中的泥沙、枯葉等沉澱，並暫時儲存雨水以調節水量。

第2章　氣象災害求生篇

16 家裡因為颱風停電了，可以用蠟燭照明嗎？

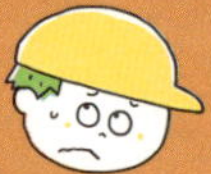

使用不易起火的照明工具！

當強風將電線切斷、土石流將電線桿壓倒，就有可能停電。家中停電時，到了夜晚就會一片黑暗，因此需要準備照明工具。然而**請避免使用蠟燭等容易起火的照明工具**，尤其當停電因地震而起，餘震可能會使蠟燭傾倒而導致火災發生。建議大家在緊急避難包**準備乾電池式或充電式的照明工具**，手機與平板的手電筒功能也是一種照明工具。

手電筒變身為提燈！

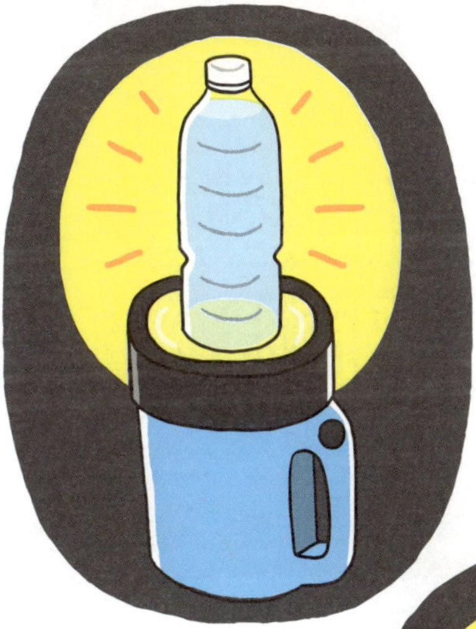

寶特瓶

將手電筒垂直擺放，
並在上方放置
裝滿水的寶特瓶。

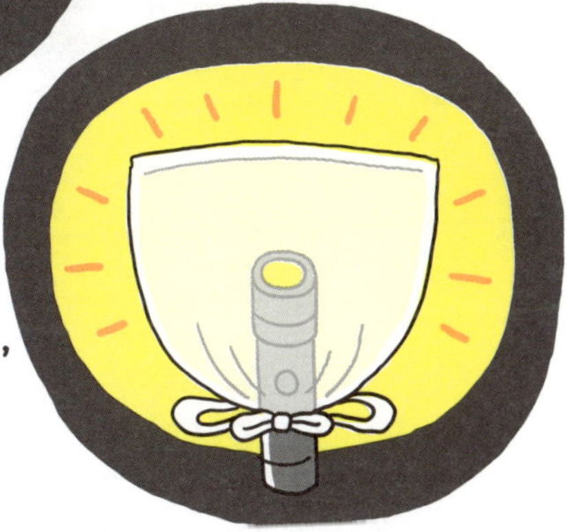

塑膠袋

將手電筒垂直擺放，
套上一個白色的
塑膠袋。

延伸知識

只要在手電筒上擺放裝滿水的寶特瓶，就可以照亮四周；在手電筒上套上白色的塑膠袋，也有一定的效果。

第2章　氣象災害求生篇

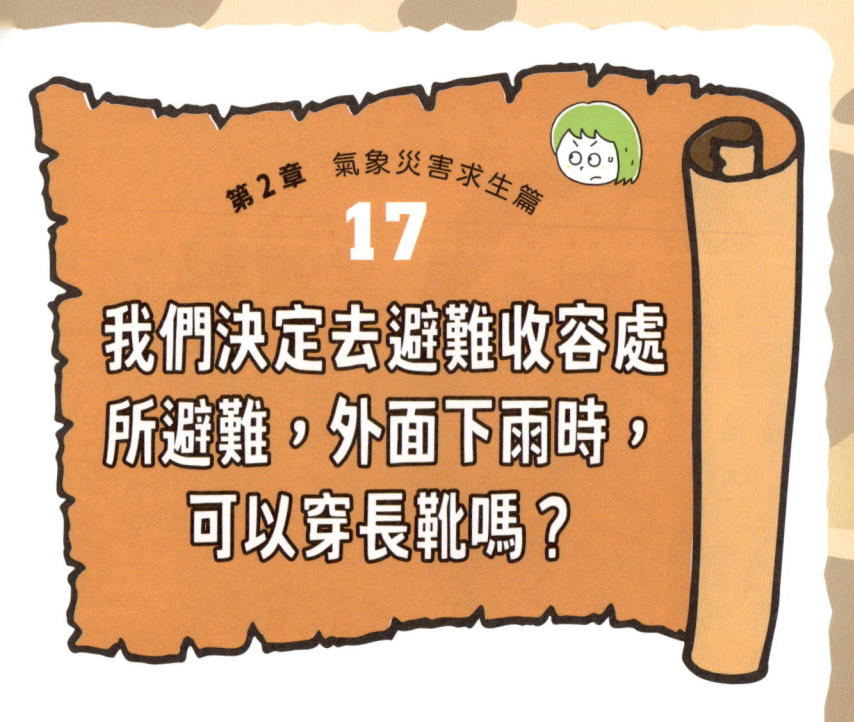

17

我們決定去避難收容處所避難，外面下雨時，可以穿長靴嗎？

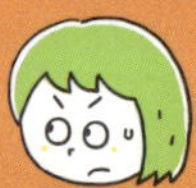

請勿穿長靴！穿好走的運動鞋避難！

颱風登陸時如果需要避難，基本配備為帽子（或安全帽）＋防水罩＋運動鞋＋手套＋背包。**長靴如果進水會變得很難行走**。背包裡準備換洗衣物與避難用品，套上防水罩或塑膠袋就能防水。避難時**請避免經過河流等水邊、地下道等地方，淹水高度達到膝蓋的地方也很危險**。由於人孔蓋與側溝上蓋有可能移位，行走時一定要小心。

颱風避難時的配備

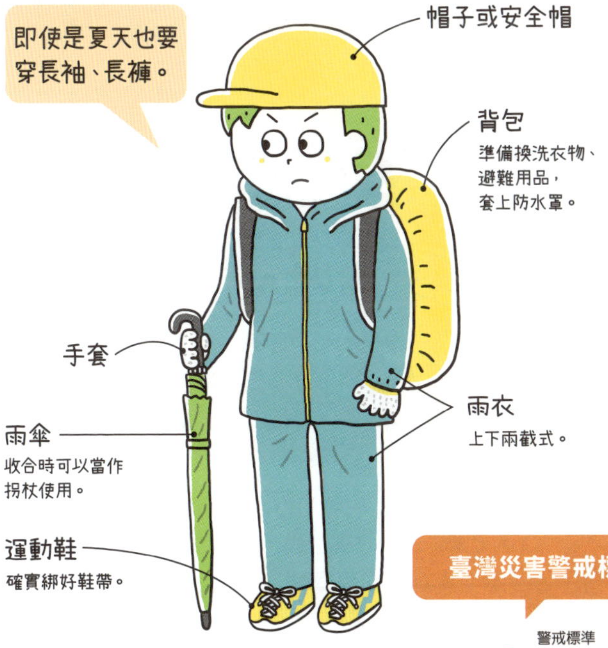
即使是夏天也要
穿長袖、長褲。
帽子或安全帽
背包
準備換洗衣物、
避難用品，
套上防水罩。
手套
雨衣
上下兩截式。
雨傘
收合時可以當作
拐杖使用。
運動鞋
確實綁好鞋帶。

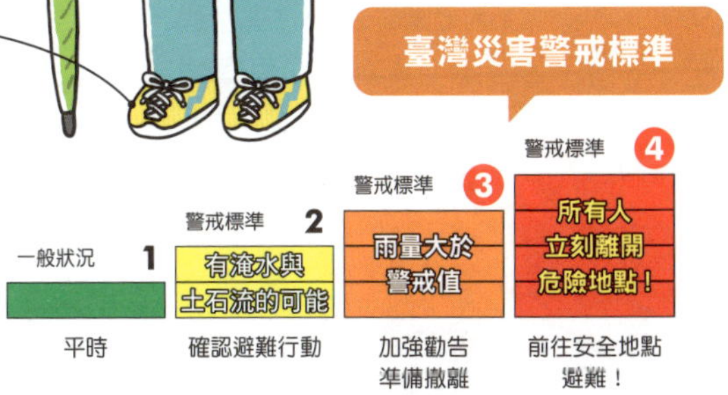
臺灣災害警戒標準
一般狀況 1
平時
警戒標準 2
有淹水與
土石流的可能
確認避難行動
警戒標準 3
雨量大於
警戒值
加強勸告
準備撤離
警戒標準 4
所有人
立刻離開
危險地點！
前往安全地點
避難！

資料來源：行政院各類災害警戒顏色燈號訂定原則

延伸知識

在淹水※的道路上行走時，要使用雨傘等類似拐杖的物品確認前方路況，以確保安全。若水流急，不要勉強前進，盡速移動到附近的高樓裡避難。

※ 颱風時在淹水的道路上行走很危險，基本上要盡可能在淹水前逃生。

第2章　氣象災害求生篇

18

受到豪雨影響，附近山地表面噴水了！

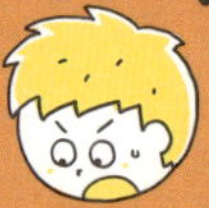

可能會發生土石災害，立刻離開！

因颱風、大雨、地震引發山崩等災害稱為「土石災害」。

土石災害難以預測但有些徵兆——**山地表面噴水**，就是其中之一。此外，**泥土的味道變濃、小石塊自山上掉落、河流或泉水變得混濁等**，都是危險的徵兆。一旦發現這些徵兆，要立刻通知大人，必要時盡速避難。

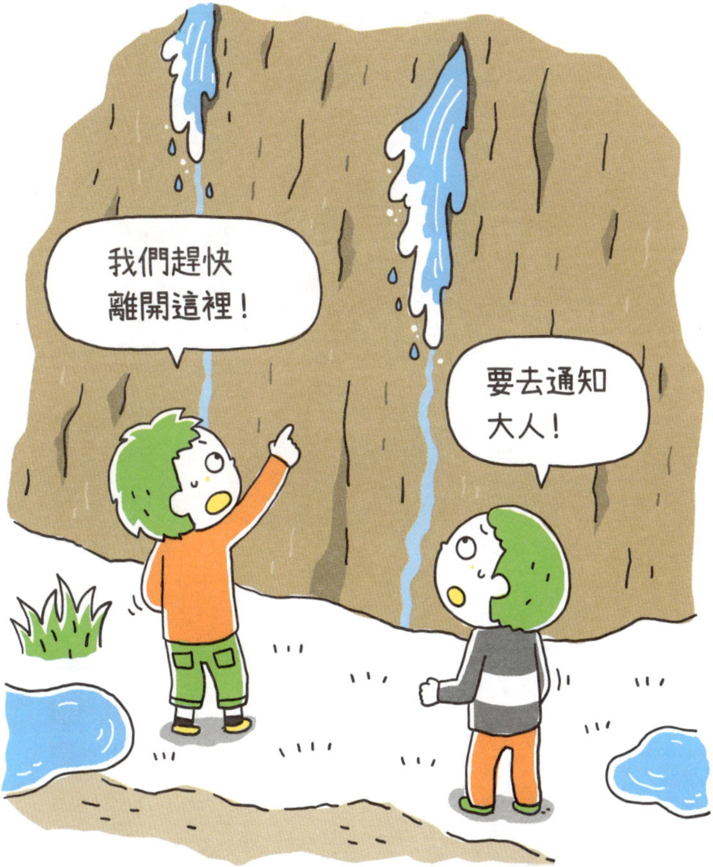

延伸知識

災害潛勢地圖會標示可能發生土石災害的區域，事先確認自己居住的區域，是否有哪些地方比較危險。

第2章　氣象災害求生篇

19

河水暴漲，將我們的車子沖走了！

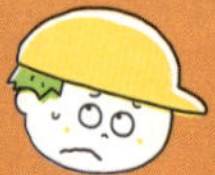

利用緊急逃生鎚敲破側邊窗戶！

即使車子被水沖走，**也不會立刻湧入大量的水**。先冷靜下來，試著打開門窗。如果順利打開，就要立刻離開車內；如果無法順利打開，可以利用**緊急逃生鎚**敲破車窗。然而緊急逃生鎚無法敲破前方的擋風玻璃，只能**從玻璃四角敲破駕駛座、副駕駛座、後方座位的側邊窗戶**。記得詢問爸爸、媽媽車內是否有準備緊急逃生鎚。

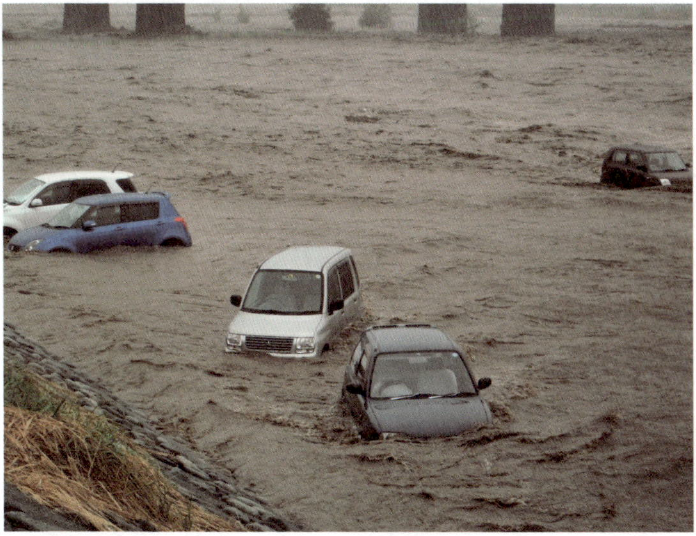

不要靠近河邊、地下道等可能因大雨而積水的區域。

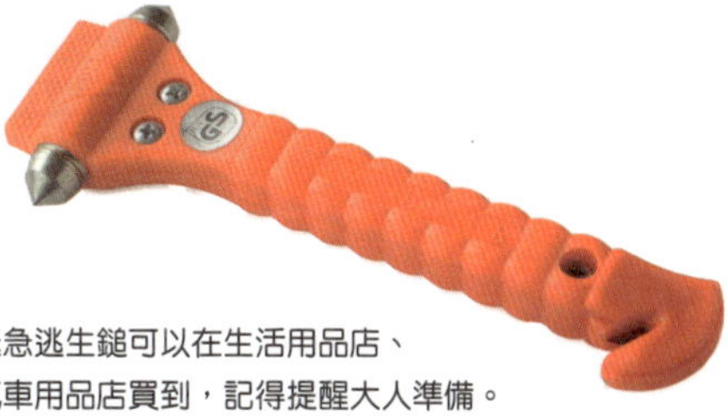

緊急逃生鎚可以在生活用品店、
汽車用品店買到，記得提醒大人準備。

延伸知識

沒有緊急逃生鎚時，就要等待水慢慢流入車內。當車內的水位與外面的水位相同，水壓會變得比較小，此時車門比較容易打開。

照片提供／PIXTA

第2章　氣象災害求生篇

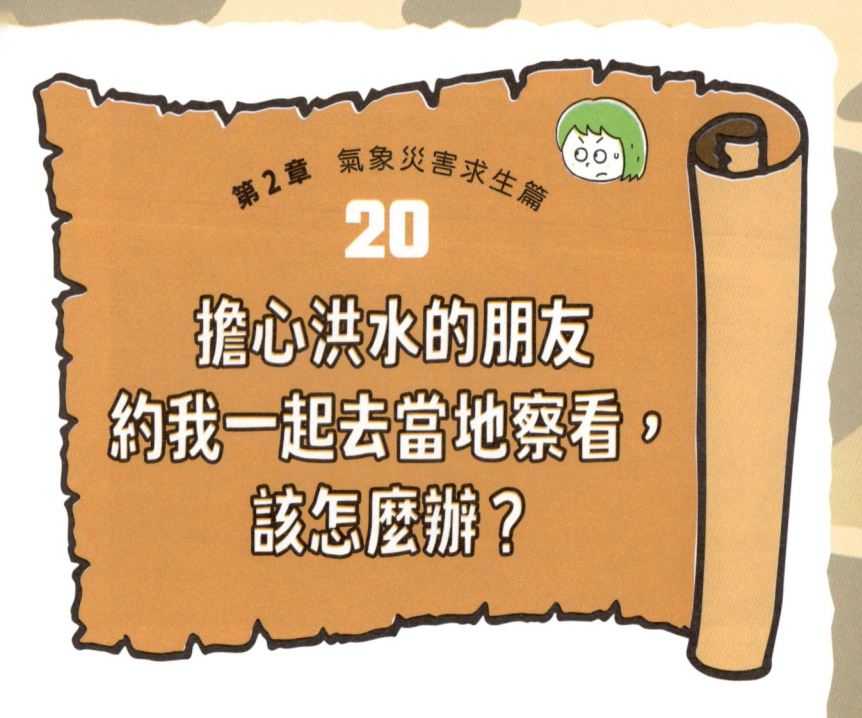

20

擔心洪水的朋友約我一起去當地察看，該怎麼辦？

透過實況轉播確認現場的情況就好！

短時間的豪雨、長時間的降雨都會使大量的雨水流入河川，使水位逐漸上升。或許我們會希望親眼確認河川暴漲的情況，然而這麼做非常危險，甚至有人因此喪命。即使想要一睹為快也**絕對不要靠近，只要以電腦或平板電腦收看實況轉播確認現場的情況就好**。這些資訊也可以讓你判斷是否需要避難。

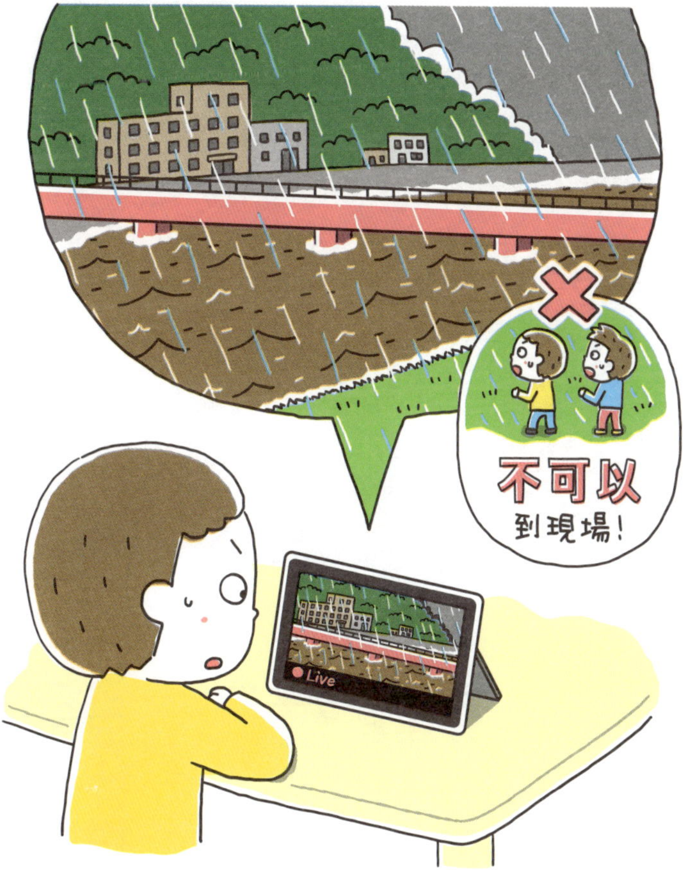

※ 臺灣會在經濟部水利署防災資訊服務網站（https://fhy.wra.gov.tw/fhyv2/）提供淹水警戒等資訊；日本國土交通省會在河流防災資訊網站（https://www.river.go.jp）提供洪水預報與警報等資訊。

延伸知識

臺灣和日本全國各地的河川都有設置監視器，可以用來確認水位與四周的天氣。如果想要確認，搜尋時在河流名稱後方加上「實況轉播」就可以找到。

第2章　氣象災害求生篇

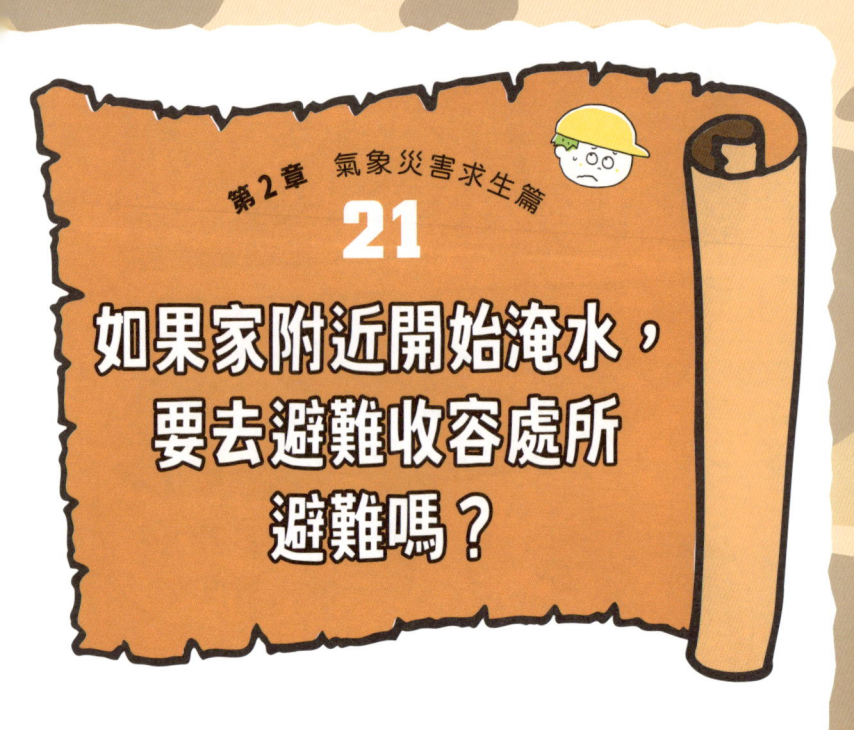

21

如果家附近開始淹水，要去避難收容處所避難嗎？

不要勉強外出，盡可能移動至高樓層！

一旦大門外的水淹至0.5公尺的高度，大門會因水壓而無法打開。此外，建築物四周的道路也會淹滿水，難以避難。此時**不要勉強外出，盡可能移動至高樓層更安全**——這種避難方法稱為「**垂直避難**」。

如果住在公寓或大樓的一樓，可以移動至高樓層的走道；如果住在獨棟建築物，也要盡可能往高樓層移動，確保安全。

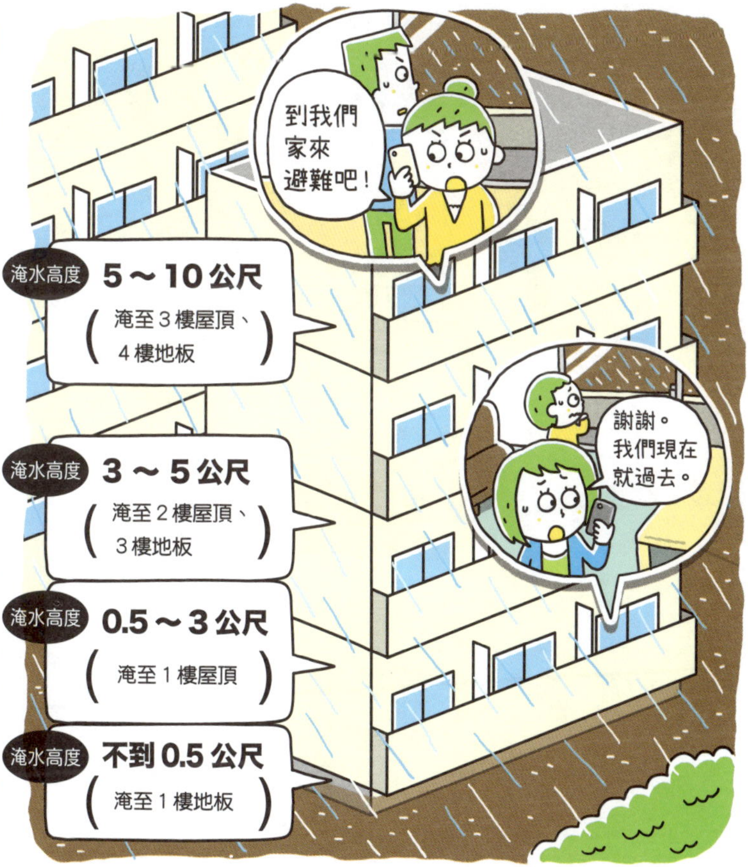
到我們家來避難吧！
謝謝。我們現在就過去。
淹水高度 5～10公尺
（淹至3樓屋頂、4樓地板）
淹水高度 3～5公尺
（淹至2樓屋頂、3樓地板）
淹水高度 0.5～3公尺
（淹至1樓屋頂）
淹水高度 不到0.5公尺
（淹至1樓地板）

延伸知識

垂直避難其實是最後的方法。如果淹水潛勢地圖上標示淹水高度（地面至水面的高度）超過 0.5 公尺，應該盡早避難。

第2章　氣象災害求生篇

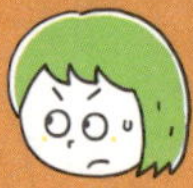

22

在雪地上走路，有什麼訣竅嗎？

記得像「企鵝走路」一樣慢慢前進！

如果不是住在會下大雪的地區，不太會有機會在積雪或冰凍的道路上行走，可以先練習如何在容易跌倒的雪地上走路。基本上，像企鵝走路一樣慢慢前進最安全——**步伐要小、速度要慢**。身體稍微向前彎，盡可能讓鞋底完全貼在地面上。建議**戴手套與帽子，這樣即使滑倒也比較安全**。就算天氣寒冷，也不要將手放在口袋裡走路。

雪地上非常容易滑倒的地方！

斑馬線的白線上

會有一層薄薄的冰。

停車場出入口

圖片提供：PIXTA

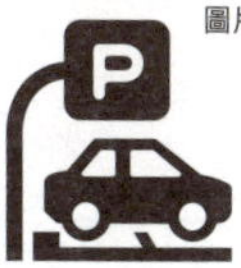

結冰路面可能會被車子輪胎刮到過於平滑。

高樓的遮陽處

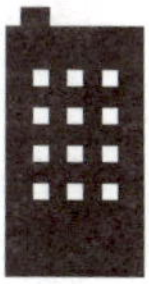

由於照不到太陽，因此容易殘留雪或冰。

公車或計程車的乘車處

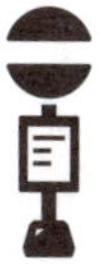

雪地越踩會越堅硬，步道與車道之間的落差也要特別留意。

坡 路

下坡比上坡危險！

人孔蓋

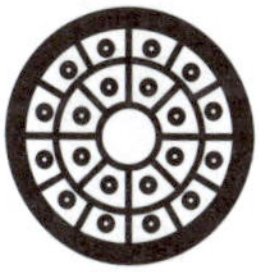

人孔蓋附近的雪比較容易融化，因此要小心濕滑。

延伸知識

在雪地上行走時，不僅要留意腳步，更要留意建築物的屋頂。尤其是天氣變得暖和，雪開始融化時，積雪容易從屋頂掉落。

第2章　氣象災害求生篇

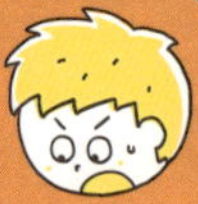

23

車子在雪地裡動彈不得，該怎麼辦？

留意一氧化碳等廢氣！一邊除雪、一邊保持空氣流通！

被困在雪地裡而必須暫時待在車內時，要留意**汽車排放的廢氣，含有對人體有害的一氧化碳**。為了**避免一氧化碳等廢氣進入車內**，盡量不要發動引擎；如果發動引擎，必須**經常清除排氣管四周的積雪**。此外最好經常打開窗戶（一小時至少一次），使空氣保持流通。

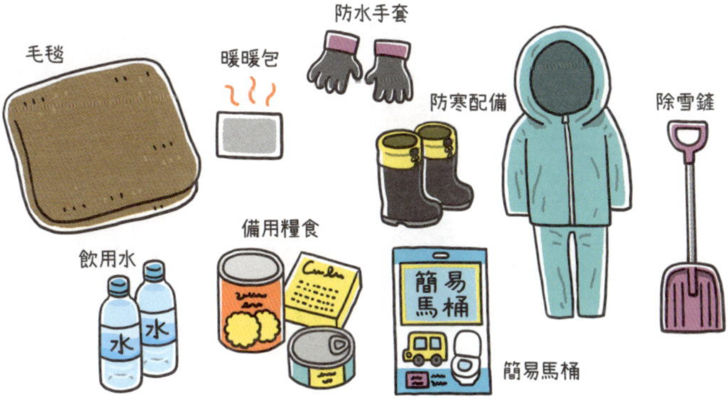

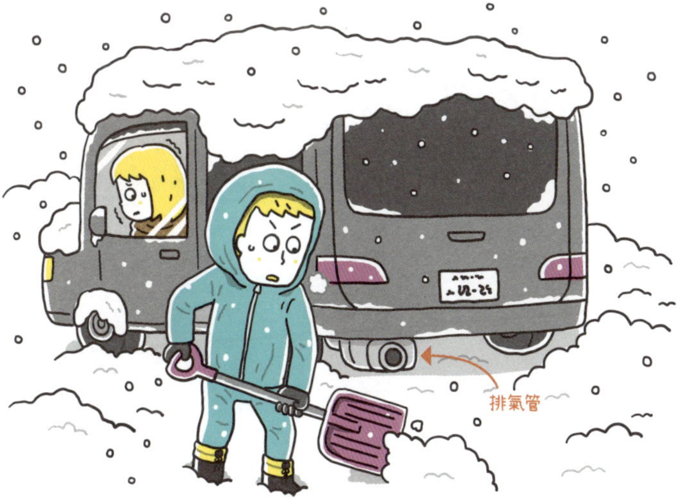

延伸知識

冬天在雪地裡開車時，建議在車內預備防災用品。像是毛毯、暖暖包、防水手套、防寒配備、除雪鏟，加上飲用水、備用糧食與簡易馬桶就更安心了。

第2章　氣象災害求生篇

24

哪些地方比較容易發生雪崩呢？

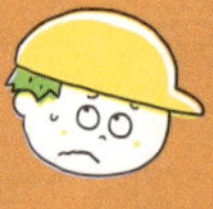

角度大於三十度且樹木較少的斜坡容易發生雪崩！

雪崩的速度非常快，非常難以逃生※——因此**在積雪的山區行動時，最好不要靠近容易發生雪崩的地方**。尤其是角度大於三十到四十五度的斜坡（相當於滑雪高手才可以挑戰的路線）要特別留意。此外，樹木較少且植被以低矮植物為主等斜坡也容易發生雪崩。**日本全國各地有兩萬個「雪崩警戒地點」**，前往這些地方前可以先在各地方政府的網頁上確認。

※ 據說時速最高可達200公里。

留意雪崩的前兆

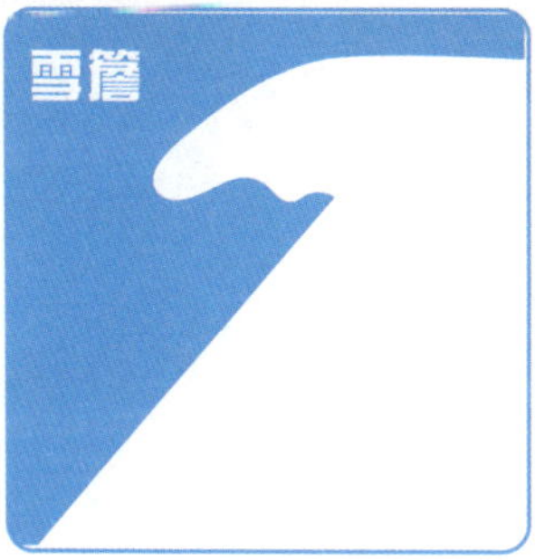

像屋簷一樣突出的積雪容易崩落。

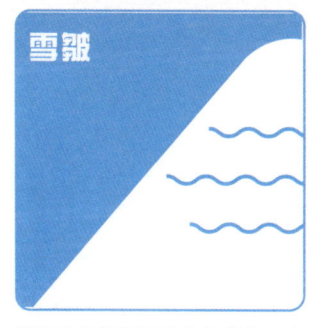

當雪地出現像手指上的橫紋，表示積雪變得鬆軟。

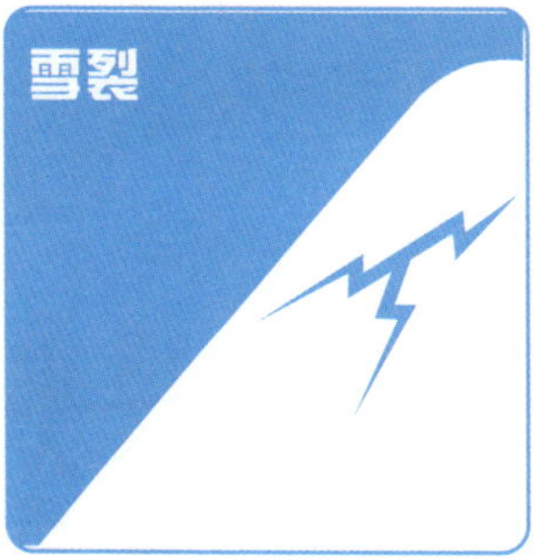

當積雪緩慢移動，會出現像是撕裂傷的紋路。

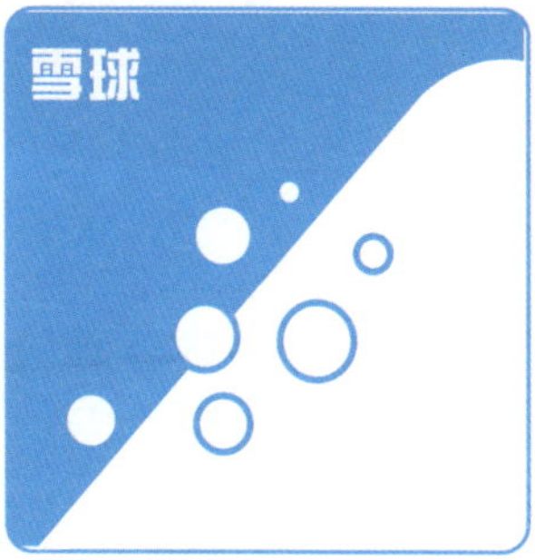

像小球般的積雪從斜坡上滾落。

延伸知識

發生雪崩時，要立刻往垂直方向逃跑。萬一被積雪吞沒，在積雪停止移動前以兩手掩住臉部，爭取更多的呼吸空間並大聲呼救。

第2章 氣象災害求生篇

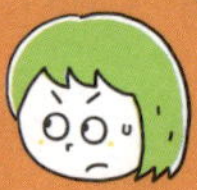

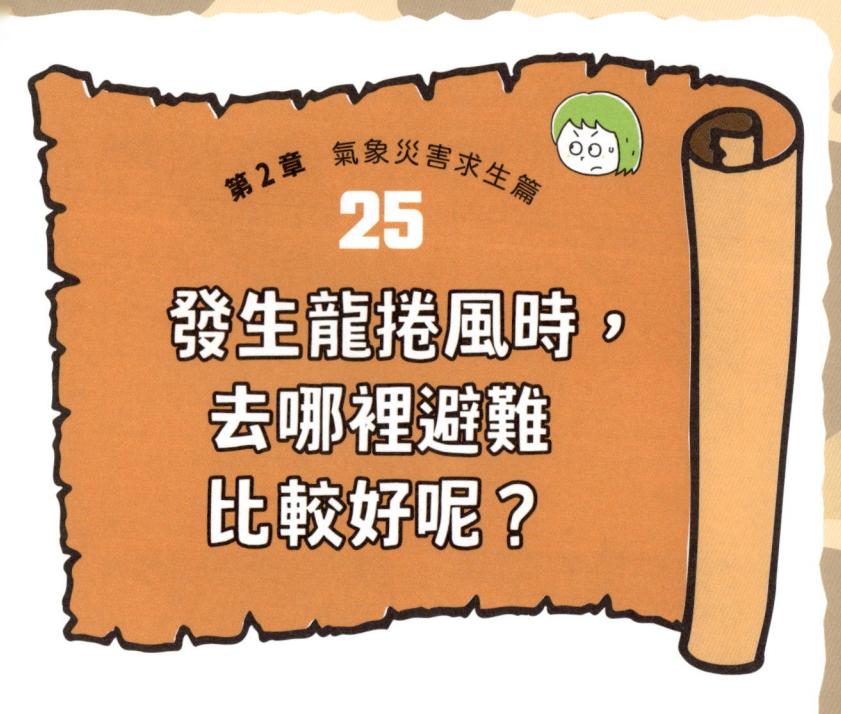

25 發生龍捲風時，去哪裡避難比較好呢？

進入堅固的建築物並遠離窗戶！

龍捲風起因於伴隨積雨雲※的上升氣流，常見於夏季與秋季。龍捲風的**直徑小從數十公尺、大至數百公尺**，強風會一邊前進、一邊捲起四周的物品。**發生龍捲風時，要移動至鋼筋水泥建築物的地下室或一樓避難**。如果附近沒有建築物，則要躲進側溝等路面的凹陷處，並抱著頭蹲下。在家裡避難時，要盡可能遠離窗戶。

※ 不斷向上堆疊，可能會引發大雨、雷電的雲層。

發生龍捲風時，可以前往哪些地方避難？

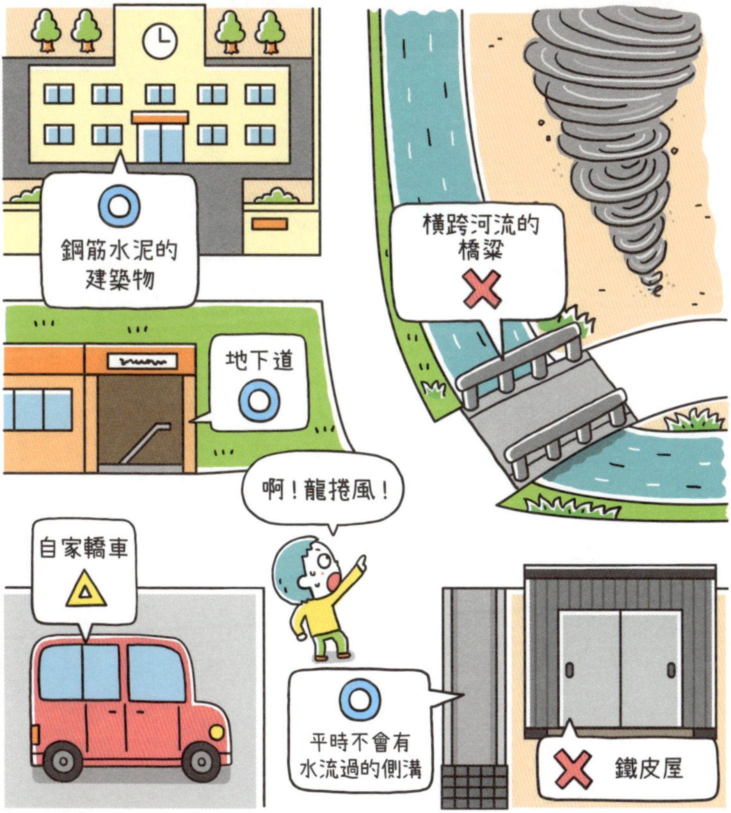

鋼筋水泥的建築物
地下道
橫跨河流的橋梁
啊！龍捲風！
自家轎車
平時不會有水流過的側溝
鐵皮屋

延伸知識

發生龍捲風前，天空烏雲密布，四周會變得昏暗。臺灣因為地形的影響，所以發生龍捲風的機率較小。如果剛好在日本旅行，想確認時可以參考日本氣象廳發表的「龍捲風警戒資訊」或「龍捲風預報」。

第2章　氣象災害求生篇

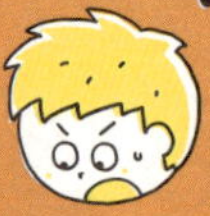

26
在公園玩時突然聽到打雷的聲音，該怎麼辦？

盡早移動至建築物裡避難！

千萬不可以覺得「雖然聽得到雷聲，但只要還沒有下雨就不用太擔心」，不然很危險。**聽得見雷聲的地方說不定會被雷擊**，必須立即避難。較高的地方或突出的地方比較容易被雷擊，因此，**不要躲在樹下或屋簷下，移動至建築物裡比較安全**。球棒、釣竿等物品也可能被雷擊，請先放在現場不要帶走。即使下雨了，也先不要撐傘。

採取「避雷姿勢」保護自己

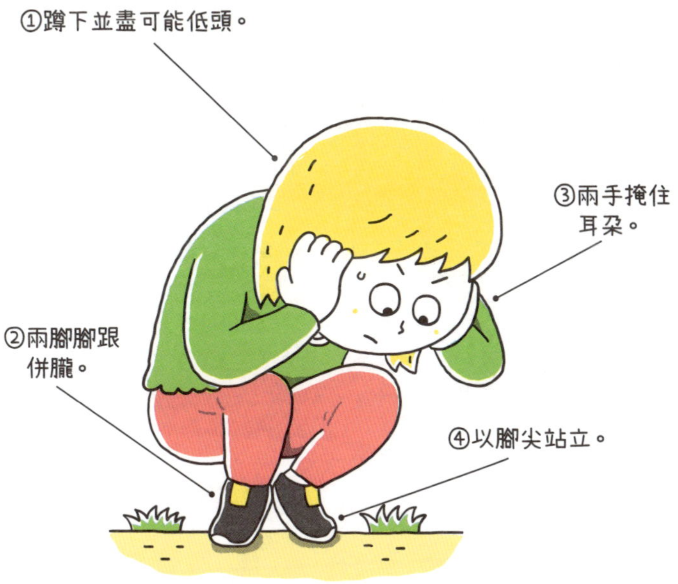
①蹲下並盡可能低頭。
③兩手掩住耳朵。
②兩腳腳跟併攏。
④以腳尖站立。

在遠離樹木、電線桿等較高的物體 4 公尺以外的地方採取「避雷姿勢」。我們不常做這個動作，平時可以先練習。

延伸知識

在汽車、公車、電車等交通工具中也很安全。如果四周沒有可以避難的建築物或交通工具，就要以「避雷姿勢」保護自己。

第2章　氣象災害求生篇

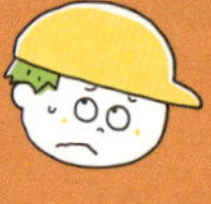

27 下大雷雨時，只要待在家裡就很安全吧？

不要靠近電器用品、電線，也不要泡澡！

待在室內，就可以避免被直接雷擊。

然而，當房子或附近遭受雷擊，**雷電可能會透過電話線、電器用品的電線進入室內，導致我們觸電**。因此在打雷時，不要靠近電器用品、電線。

由於**雷電也可能透過金屬製水管進入室內，因此也建議不要泡澡**。打雷時，盡可能待在屋子中央。可以準備手電筒與行動電源，以防停電。

打雷時要避免的事

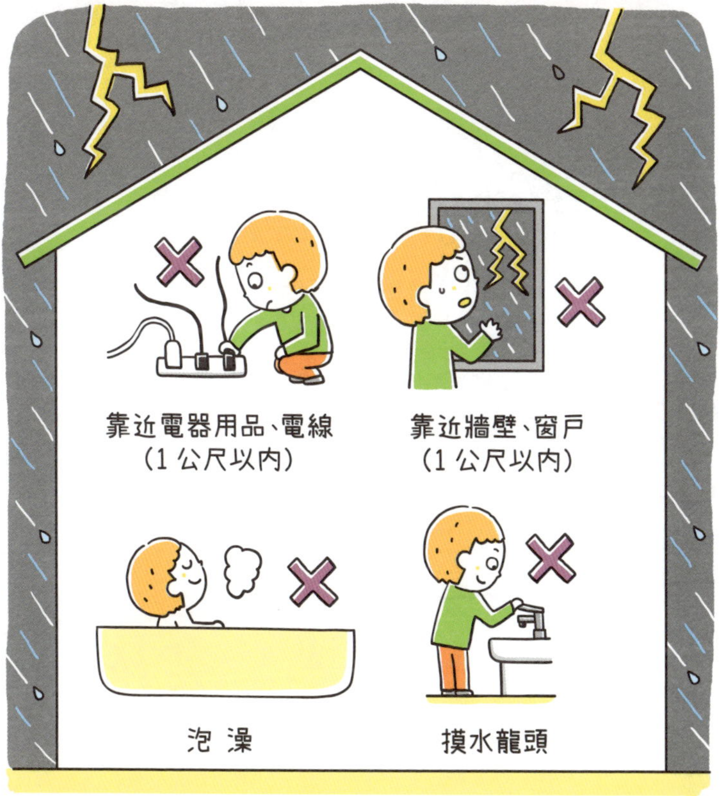

靠近電器用品、電線
(1公尺以內)
靠近牆壁、窗戶
(1公尺以內)
泡澡
摸水龍頭

延伸知識

雷電透過電線進入室內時，可能會導致電器用品損壞。如果要避免，可以安裝低壓避雷器（突波保護器）。

第2章　氣象災害求生篇

28

天空中為什麼突然出現冰塊！

這些冰塊稱為「冰雹」。看見冰雹時，要進入安全的建築物中避難！

積雨雲如果出現直徑**超過五公釐的冰粒，稱為「冰雹」**。冰雹和雨、雪不同，降下的範圍狹窄，常見於五～七月與十月。有些冰雹甚至和乒乓球一樣大，就連雨傘也無法遮擋。**出現冰雹時，要立刻進入安全的建築物中或屋簷下避難**。由於冰雹有可能會打破玻璃，因此要遠離窗戶。

「雹」與「霰」的差異

雹

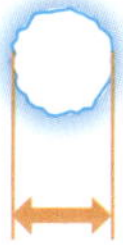

直徑超過 5 公釐的冰粒。

霰

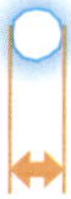

直徑不滿 5 公釐的冰粒。

冰雹愈大，造成的災害也愈大

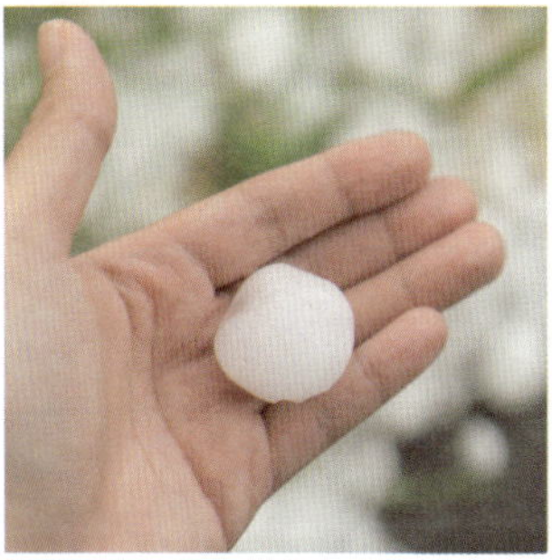

照片提供：PIXTA

直徑通常為 5 ～ 10 公釐，符合條件時會更大。

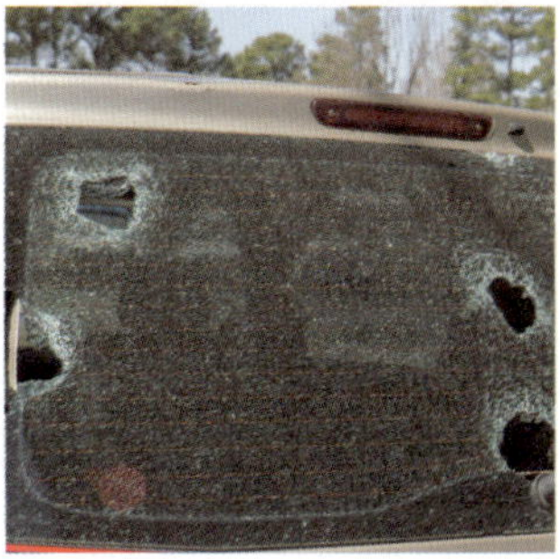

照片提供：iStock

尺寸較大的冰雹會打破車窗甚至鐵皮屋頂。

延伸知識

冰雹降下的時間非常短暫。如果四周沒有建築物，可以待在樹下或遮陽處，以包包或上衣保護頭部。

求生猜一猜 2

臺灣的「災害潛勢地圖」有幾種？

答案

大約6種

- **淹水**
  因大雨等導致河水暴漲、下水道等水流氾濫。
- **斷層與土壤液化**
  因地殼移動導致地面搖晃的地區。
- **核子事故災害**
  核電廠發生事故產生的災害。
- **土石流、山崩**
  因大雨、地震等導致山坡滑落。
- **海嘯及海岸災害**
  因地震或颱風產生向陸地推擠的大浪。
- **火山**※
  地下熔岩噴出地表。
預測發生災害時，哪些區域將出現哪些災害並標示在地圖上，這種地圖稱為「災害潛勢地圖」。透過災害潛勢地圖，不僅可以了解受災程度，也可以確認避難收容處所、交通路線是否實施管制。臺灣可以在「國家災害防救科技中心」（https://dmap.ncdr.nat.gov.tw/）查詢3D災害潛勢地圖。
※ 火山潛勢地圖標示「火山爆發時可能受災的區域」。

第3章

戶外活動求生篇

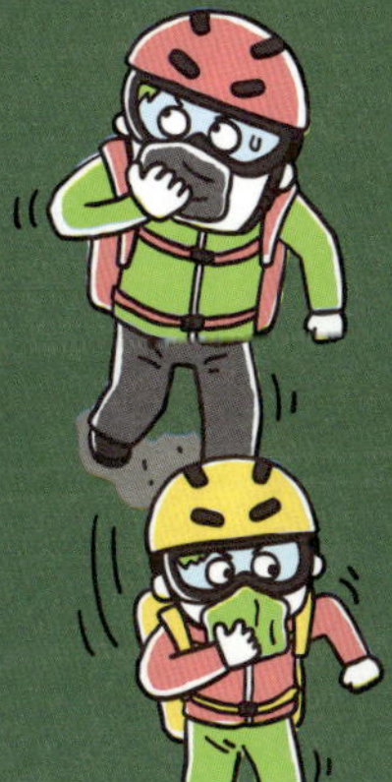

第3章 戶外活動求生篇

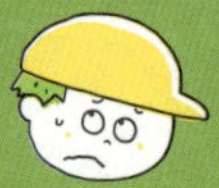

29

在山裡迷路了，該怎麼辦？

不要勉強移動，在原地等待救援！

在山裡迷路了也不用慌張，大人一定會來幫助我們。**如果記得自己從哪裡走過來，可以沿著原來的方向走回山路，在路邊休息、等待救援。**如果不記得自己從哪裡走過來，且太陽快要下山了，不要走來走去，試著保暖並保持體力。**不要覺得「只要往下走就一定可以下山」**，如果走下陡峭的山坡，很容易無法回到原地，非常危險。保持冷靜、謹慎行動才能保護自己。

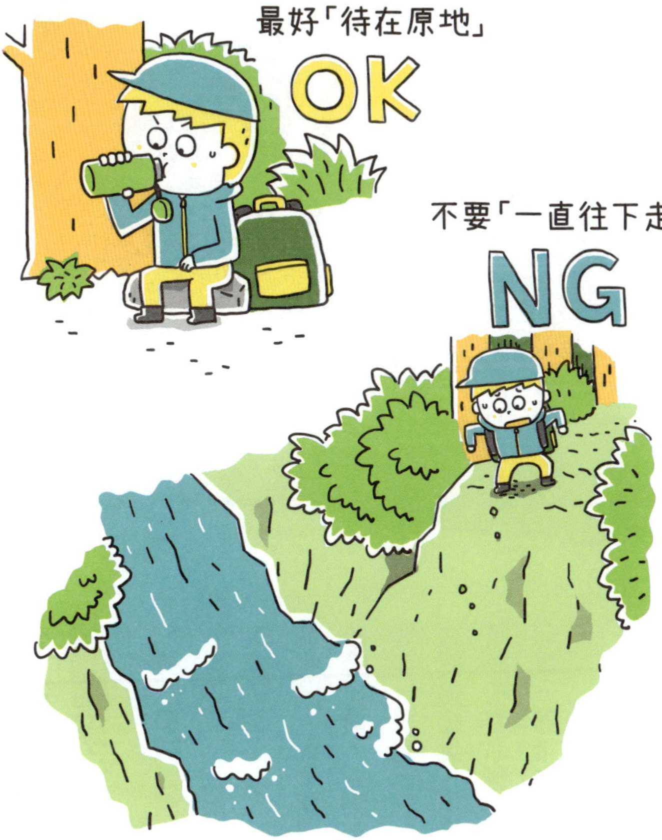
最好「待在原地」
OK
不要「一直往下走」
NG

延伸知識

等待救援時要注意保暖。如果下雨了，可以躲在樹下或岩石下。身邊如果還有其他人，可以彼此靠近取暖。

第3章　戶外活動求生篇

30

在山裡遇到熊，該怎麼辦？

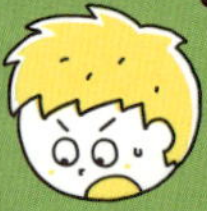

冷靜而緩慢的離開現場！

雖然會很想趕快逃跑，但切記——熊看見移動的物體會迅速追上去，而且熊※的移動速度和汽車差不多，一般人不容易躲開。**如果距離比較遠，最好安靜的離開現場。**如果距離比較近，可以**舉起雙手，讓自己看起來比較高大。同時左右緩慢搖晃，用低沉的聲音和熊說話，**讓熊知道你是人類。如果熊沒有移動，可以一邊後退、一邊離開。

※ 短時間時速可以達到50公里。

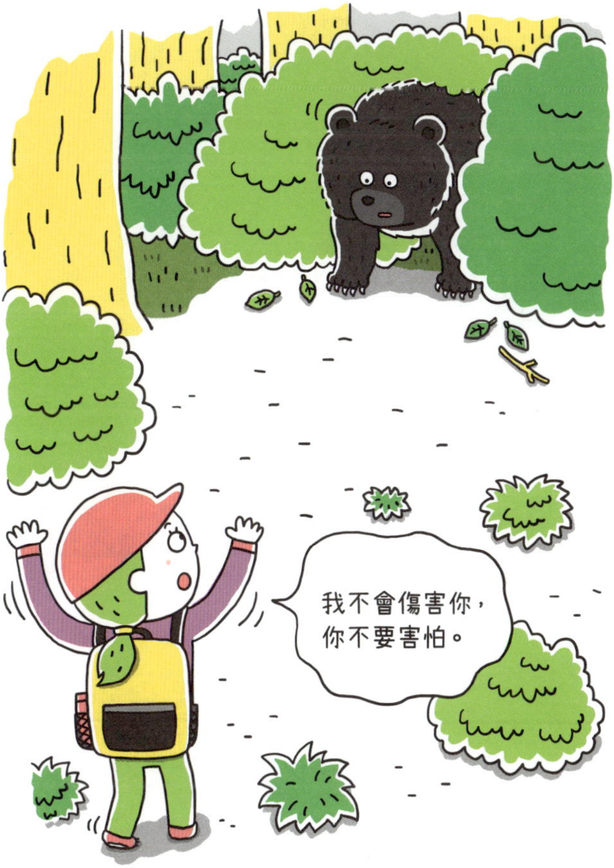
我不會傷害你，
你不要害怕。

延伸知識

日本有些熊會在都市出沒，這些熊可能會攻擊人類。遭受熊攻擊時，建議趴下並讓兩手在脖子後方交握。

第3章　戶外活動求生篇

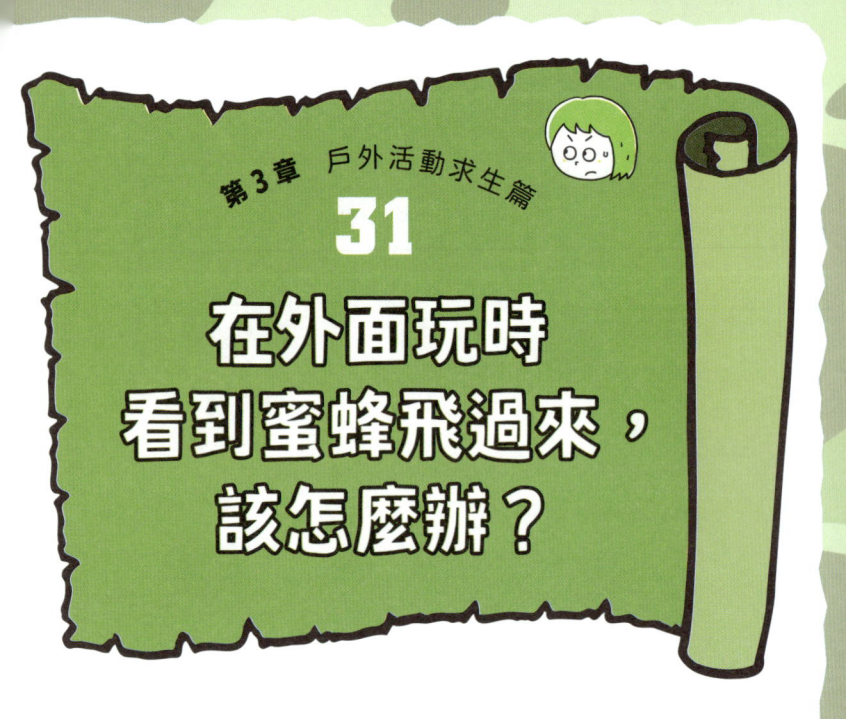

31

在外面玩時看到蜜蜂飛過來，該怎麼辦？

忍耐！不要動！

發現蜂窩時，絕對不要靠近。最危險的時期是在工蜂開始羽化的夏秋兩季。蜜蜂有「瞄準黑色物體」的習性，**穿戴白色等亮色的帽子與服裝比較安全**。蜜蜂飛近時要忍住，千萬不要揮手，過一會兒蜜蜂就會飛走。如果因為靠近蜂窩而被螫傷，**要將姿勢放低，盡速離開現場做緊急處置，避免遭受其他蜜蜂攻擊**。

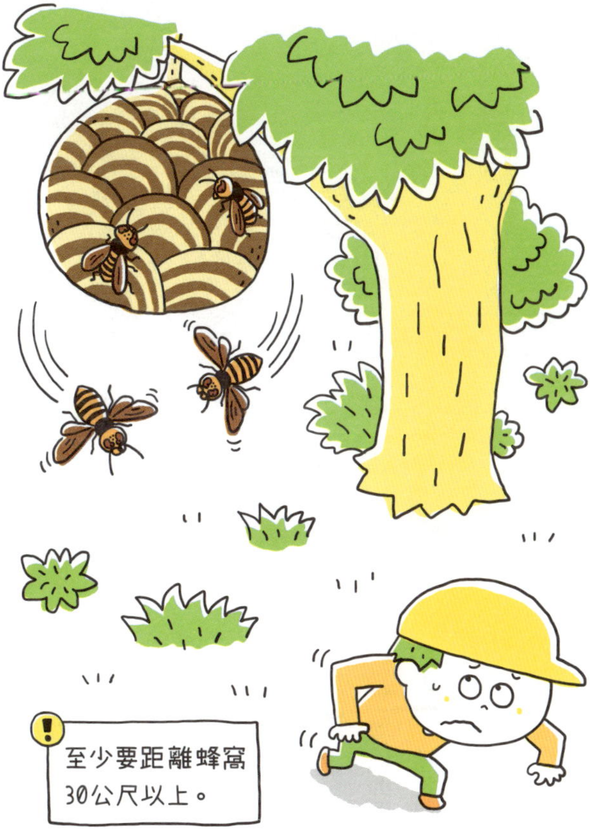
至少要距離蜂窩
30公尺以上。

延伸知識

蜜蜂尾巴的螫針與毒液囊若殘留在皮膚上，要盡速用小鑷子去除。不要用力擠壓傷口，同時一邊以清水沖洗。可以吸取蟲類唾液與毒液的「真空吸取器」也很方便。

第3章　戶外活動求生篇

32

爬山時，可以喝山谷間溪流的水嗎？

如果無法確認是否安全，絕對不能喝！

爬山時如果看見旁邊有小河或山泉，就會很想喝……可是要注意！如果旁邊沒有掛著「可以安心飲用」的牌子，就絕對不能喝。**即使水看起來很乾淨，也可能藏有引發疾病的細菌**。此外，**野生動物體內的寄生蟲※也可能經由糞便污染水源**。有些寄生蟲引發的疾病甚至會讓人喪命，一定要小心。

※ 寄生蟲是附著在動物或人類的體表或體內，攝取營養維生的生物。

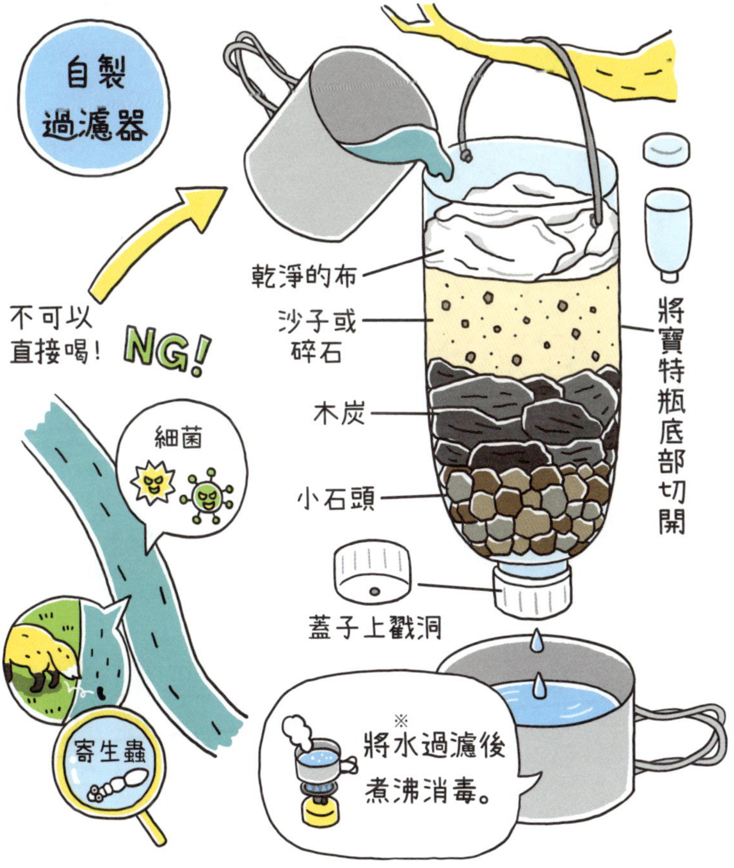
自製
過濾器
不可以
直接喝！
NG!
乾淨的布
沙子或
碎石
木炭
小石頭
將寶特瓶底部切開
蓋子上戳洞
細菌
寄生蟲
※將水過濾後
煮沸消毒。

延伸知識

河水與泉水過濾去除雜質後煮沸約10分鐘就可以喝。然而含有農藥、生活廢水、工廠廢水的水即使過濾煮沸後也不能喝。

※ 反覆操作，直到水變得透明。

第3章　戶外活動求生篇

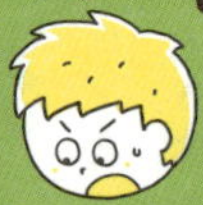

33

火山爆發了！該怎麼辦？

戴上安全帽＋護目鏡＋防塵口罩保護自己，並盡速移動至避難所或者山中小屋避難！

日本有一百一十一處火山，而日本政府會監測每座火山的火山活動並發布「火山爆發警戒標準」。然而在警戒標準比較低的地區，也可能發生意外。**攀登火山時一定要確認相關資訊，並準備必要物品**。如果遇到火山爆發，就要**戴上安全帽、護目鏡與防塵口罩（或以毛巾掩住口鼻）**，盡速移動至避難所或山中小屋。火山爆發結束後，立刻下山。

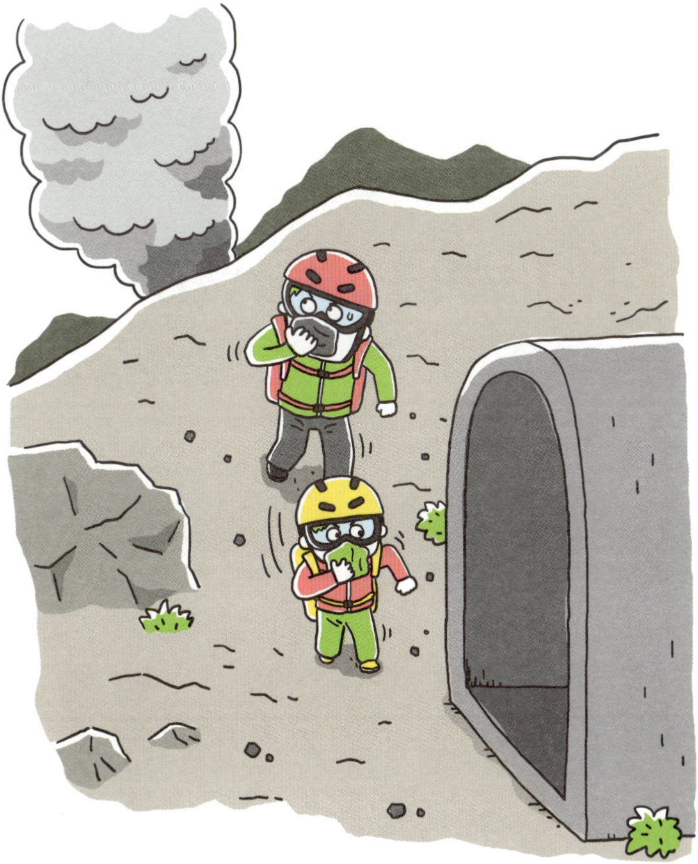

延伸知識

日本富士山爆發時，預測關東地區、東海地區也會受火山灰影響。因此除了地震、颱風，也要和家人一起討論如何預防火山灰。

第3章　戶外活動求生篇

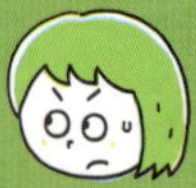

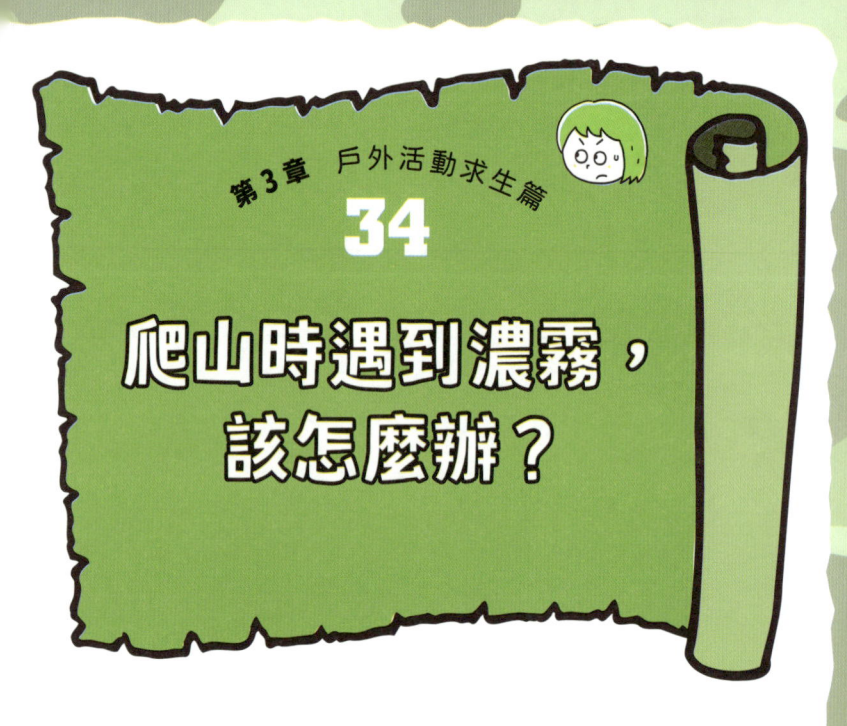

34

爬山時遇到濃霧，該怎麼辦？

穿上雨衣，等待濃霧散去！

自古以來，大家都知道「**山上天氣多變化**」。當風吹向山，空氣沿著山坡上升就會形成雲。因此即使早上天氣很好，下午仍經常轉陰甚至下雨。同樣的，山上也很容易起霧。看起來白白的霧，其實是小小的水滴，因此**待在霧裡也會弄濕衣物，建議穿上雨衣**。如果出現影響視線的濃霧，不要勉強移動，暫時待在原地休息。

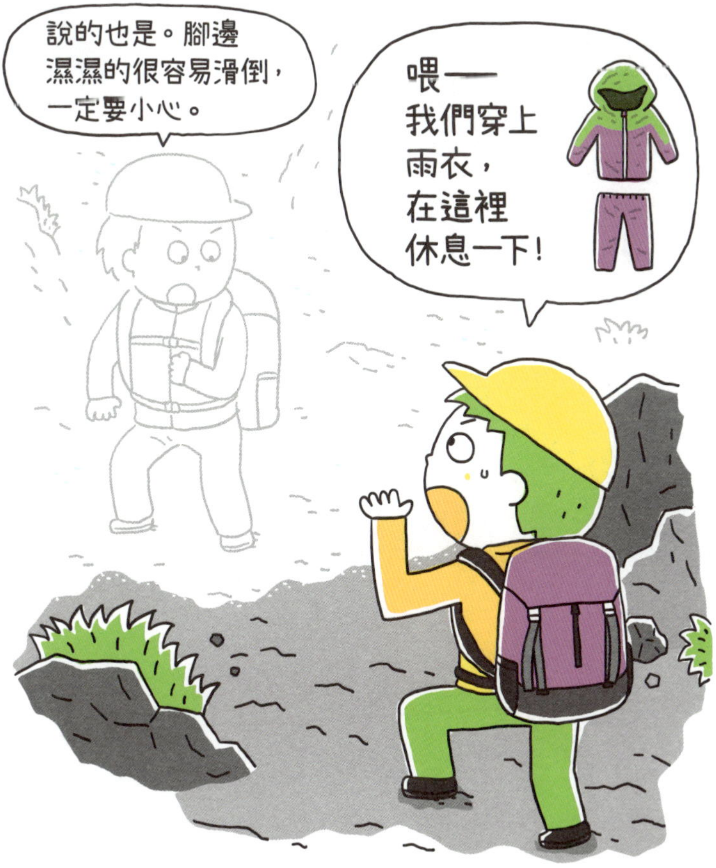
說的也是。腳邊
濕濕的很容易滑倒，
一定要小心。
喂——
我們穿上
雨衣，
在這裡
休息一下！

延伸知識

觀察雲與天空預測天氣，有人稱為「觀天望氣」。其中最為熟知的有「看見漂亮的夕陽，隔天應該是晴天」、「清晨起霧，今天應該是晴天」等現象。

第3章　戶外活動求生篇

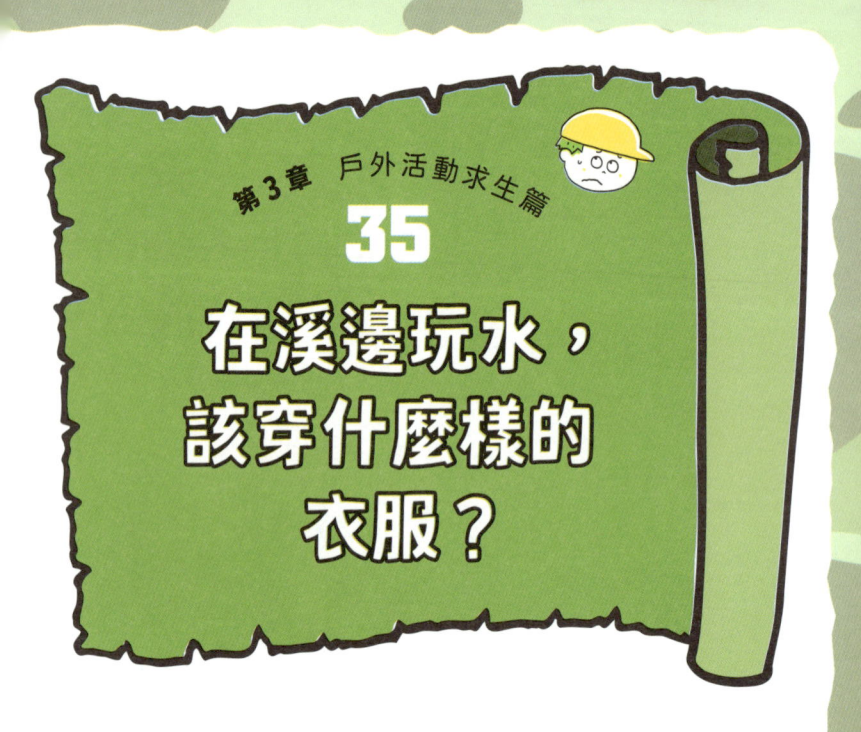

35

在溪邊玩水，該穿什麼樣的衣服？

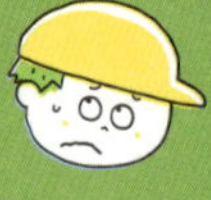

帽子＋救生衣＋止滑涼鞋！

戴帽子可以防止中暑，而帽子要選擇有綁繩的款式，避免帽子被水沖走。鞋子要選擇確實固定腳踝的涼鞋或水陸兩用鞋，穿容易滑倒或脫落的沙灘鞋比較會導致受傷。救生衣可以讓我們落水時也能浮在水面上，因此要選擇適合自己身高、體重的款式。**即使在水深只有十公分的地方，小孩也有可能溺水**，所以就算只是在水淺淺的河邊玩耍，也一定要穿救生衣。

在河邊玩水的配備

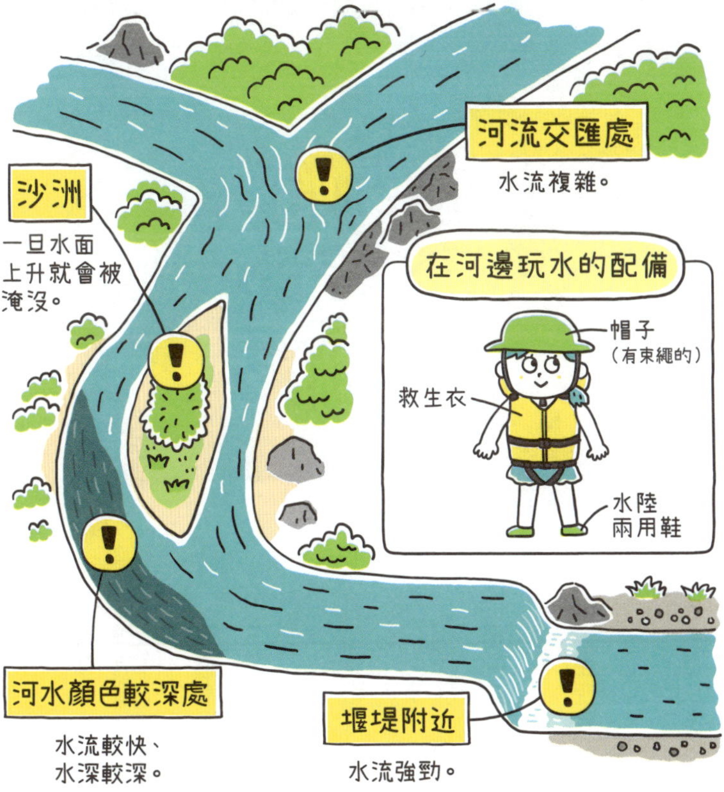
河流交匯處
水流複雜。
沙洲
一旦水面上升就會被淹沒。
在河邊玩水的配備
帽子
（有束繩的）
救生衣
水陸兩用鞋
河水顏色較深處
水流較快、水深較深。
堰堤附近
水流強勁。

延伸知識

在河邊玩水時要選擇水深沒有超過大人膝蓋的地方，避開一旦水面上升就會被淹沒的沙洲、河流交匯處、減緩水流的堰堤，與河水顏色較深處等地方。

第3章　戶外活動求生篇

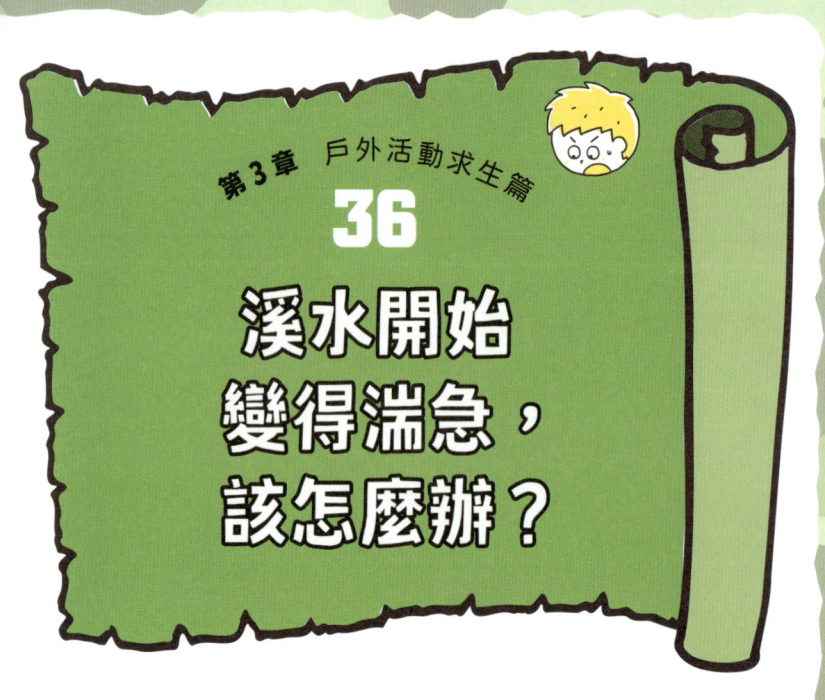

36

溪水開始變得湍急，該怎麼辦？

立刻離開河邊並移動至高處避難！

據說**當河流上游下大雨，一定時間之後下游的水就會增加**——河水變得混濁是徵兆之一。因此如果沒有下雨，河水卻變得混濁，就要立刻上岸並移動至高處。

相反的，**河水突然變少也是值得注意的徵兆之一**，因為上游累積的水可能會與土石一同快速沖下來。看到這種情況，也要立刻離開河邊。

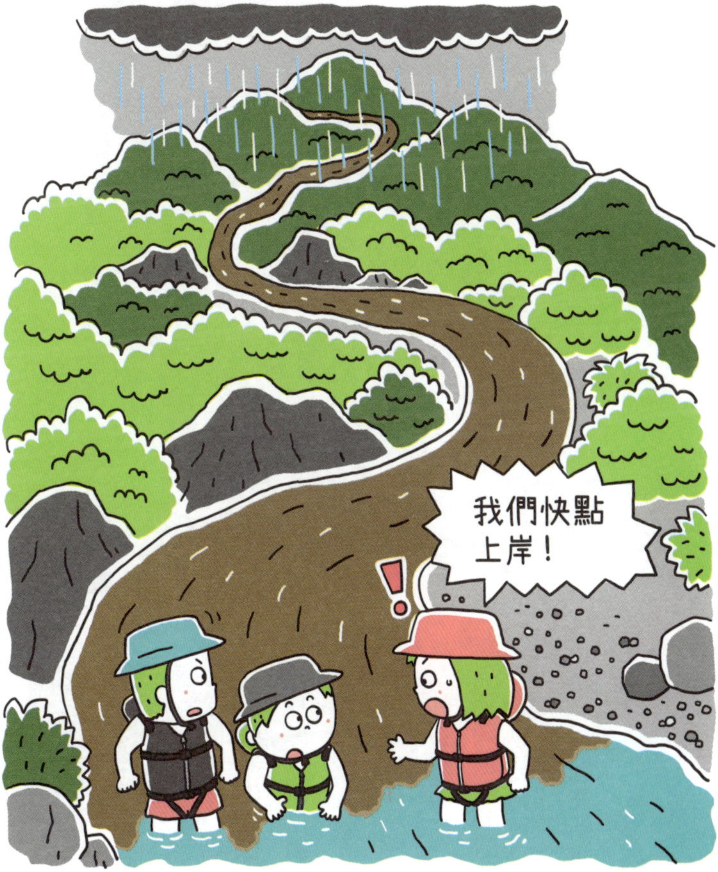

延伸知識

如果上游是水壩，一定要留意警報。一聽到水壩洩洪的警報，就要立刻上岸並移動至高處。

第3章　戶外活動求生篇

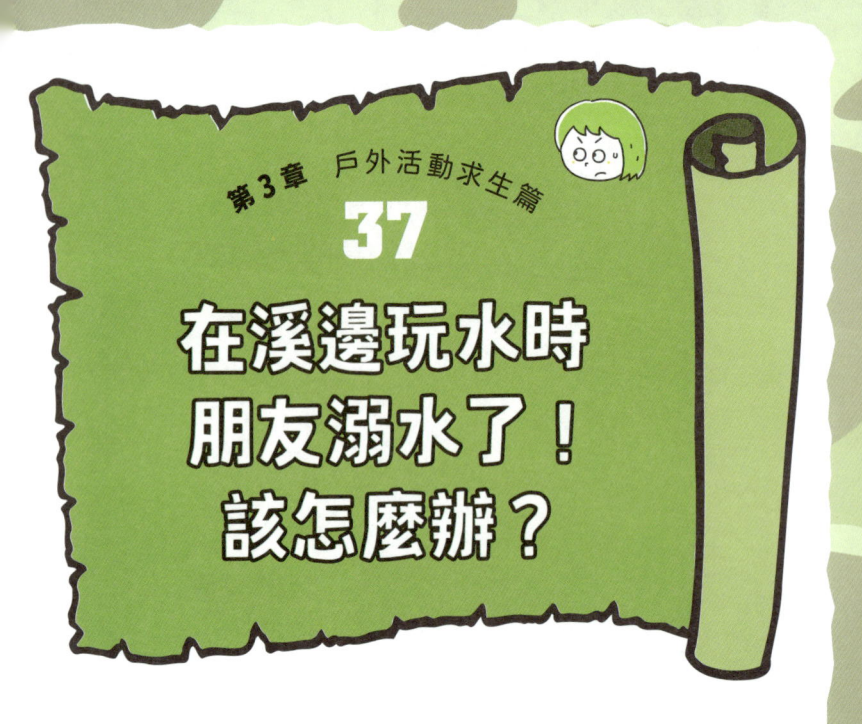

37

在溪邊玩水時朋友溺水了！該怎麼辦？

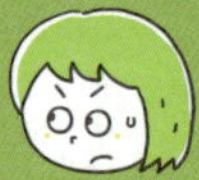

投擲可以取代游泳圈的物品！

即使是大人，跳進水裡救人也很危險，一不小心也可能會溺水。**建議大家站在岸上幫助朋友，確保安全**。

首先要大聲呼救、打電話給消防隊（119），尋求協助。接著可以將蓋上瓶蓋的寶特瓶、保冷箱等取代游泳圈的物品丟入水中。溺水的人會很緊張，請一邊設法讓對方冷靜下來、一邊提醒對方：「抓住這個！」、「先仰漂！」※等。

※ 臉朝上浮在水面的動作，作法請參考P86－87。

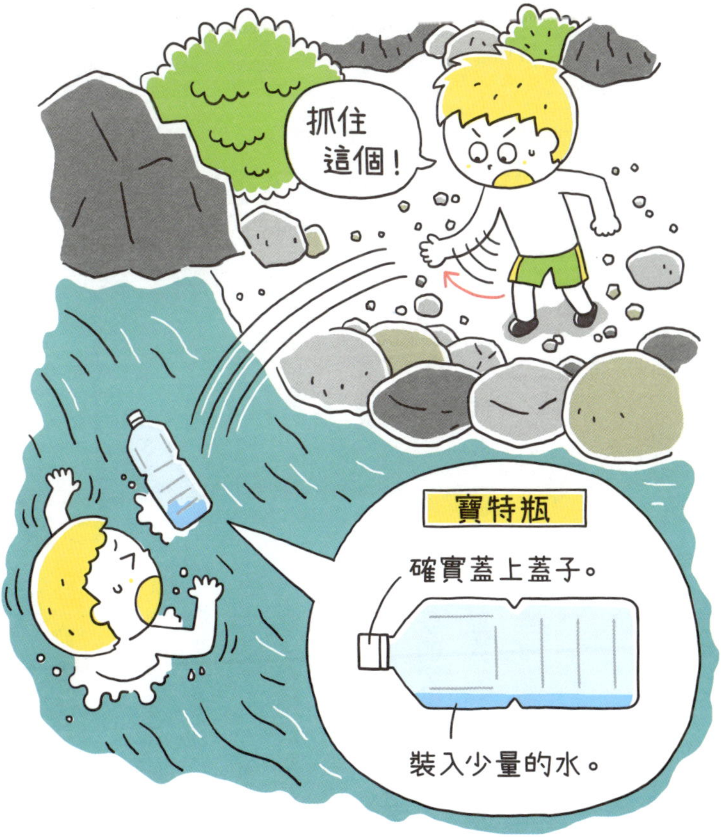

延伸知識

只要在寶特瓶中裝入少量的水，就可以投擲得比較遠。溺水的人可以一邊仰漂一邊抱住寶特瓶，更容易浮起來。

第3章　戶外活動求生篇

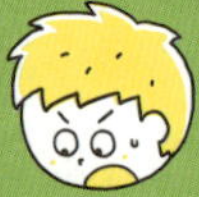

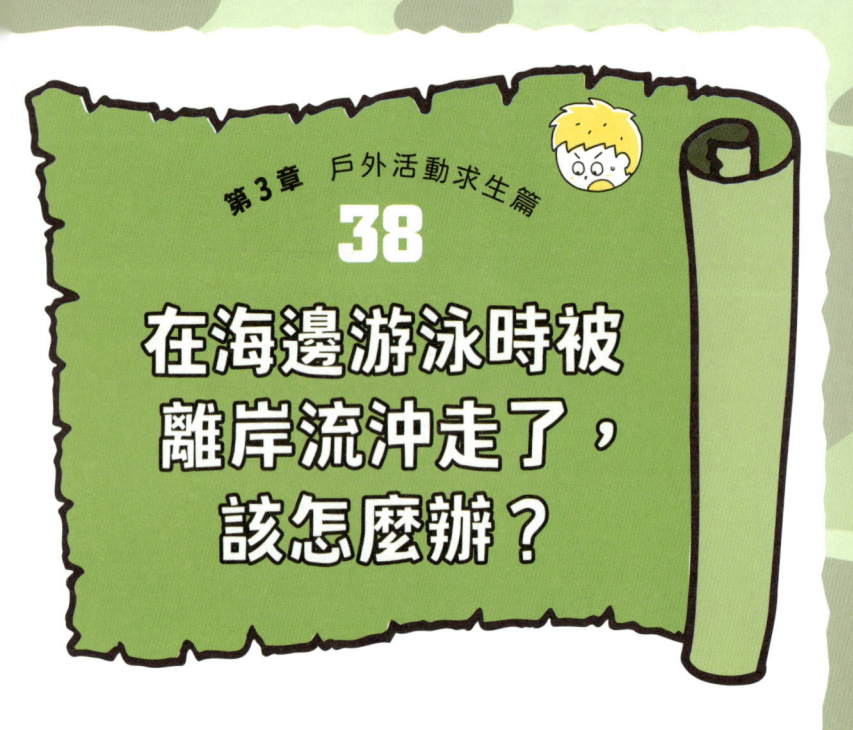

38
在海邊游泳時被離岸流沖走了，該怎麼辦？

不要游泳，仰漂就好！

海岸的海浪要回到海中時會出現強而有力的水流，稱為「離岸流」。即使是游泳高手，也很難在離岸流中逆向游泳。**發現被離岸流沖走時，不要勉強游泳，在原地等待救援比較安全**。如果身上沒有泳圈或救生衣，**全身放鬆以大字型的姿勢仰漂**——手掌朝下、下巴抬高並大力的呼吸，當肺裡充滿空氣，身體自然就會浮起來。

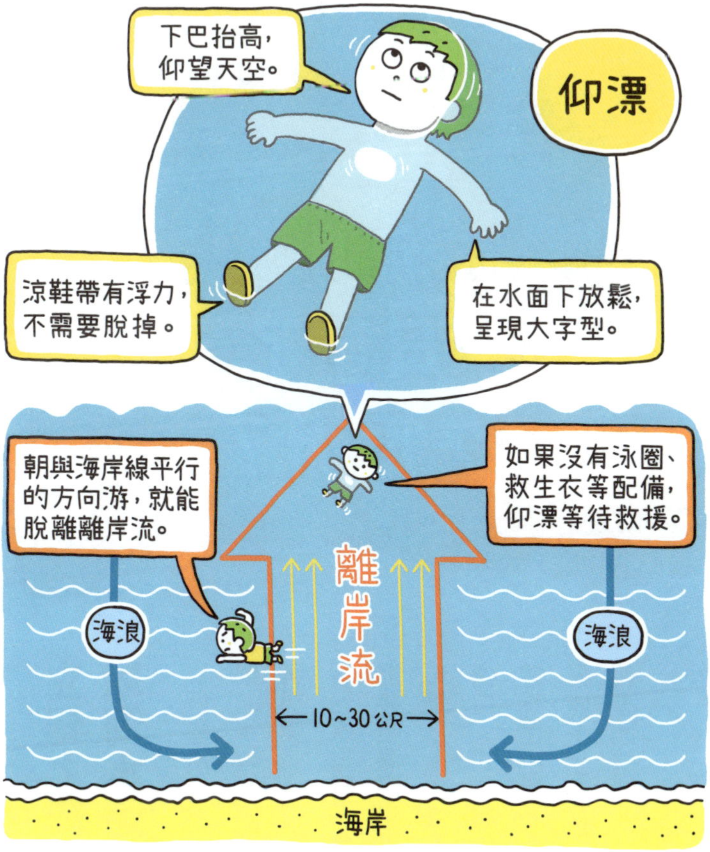
下巴抬高，
仰望天空。
仰漂
涼鞋帶有浮力，
不需要脫掉。
在水面下放鬆，
呈現大字型。
朝與海岸線平行
的方向游，就能
脫離離岸流。
如果沒有泳圈、
救生衣等配備，
仰漂等待救援。
離岸流
海浪
海浪
10~30公尺
海岸

延伸知識

離岸流的寬度約為10～30公尺，並不是很寬。從海岸上看，沒有掀起白色浪花的地方很有可能出現離岸流，最好不要靠近。

第3章　戶外活動求生篇

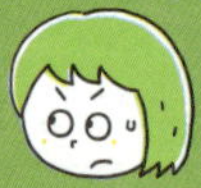

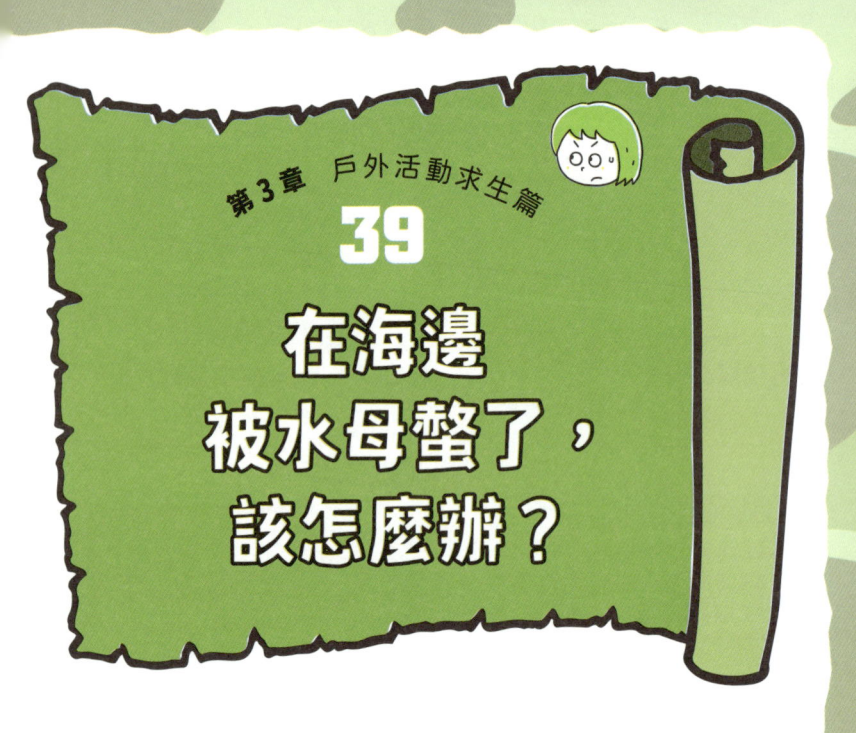

39 在海邊被水母螫了，該怎麼辦？

立刻上岸，以海水清洗傷口！

有些水母的觸手有毒針，會螫傷人類。水母悠游在海中的美妙姿態讓人無法想像，被水母螫到有多痛！**在海裡看到水母時千萬不要摸，即使水母被海浪沖至海灘也不能摸**。如果在海裡被水母螫了※，要**立刻上岸並以海水溫和清洗傷口**。如果水母的觸手殘留在皮膚上，盡速用小鑷子去除。完成緊急處置後，**以四十二度C左右的熱水浸泡傷口**，並盡速就醫。

※如果對水母毒液出現嚴重過敏反應，可能會休克而溺水。

① 被水母螫傷要立刻上岸。

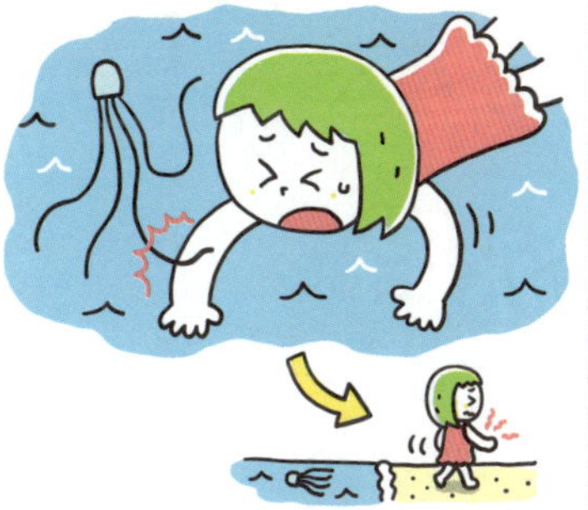

② 去除觸手。

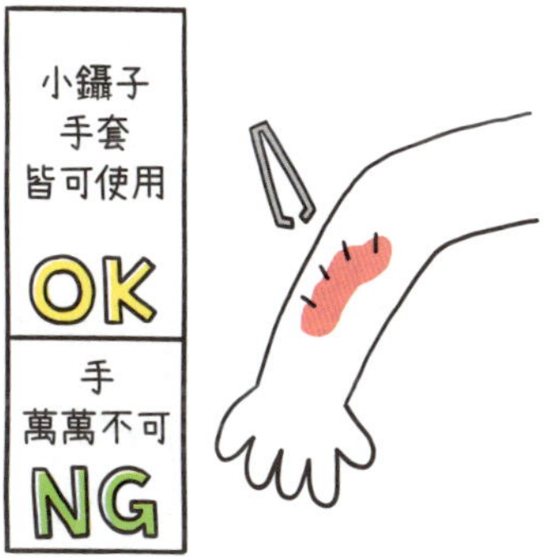
小鑷子
手套
皆可使用
OK
手
萬萬不可
NG

③ 無法去除時以海水清洗。

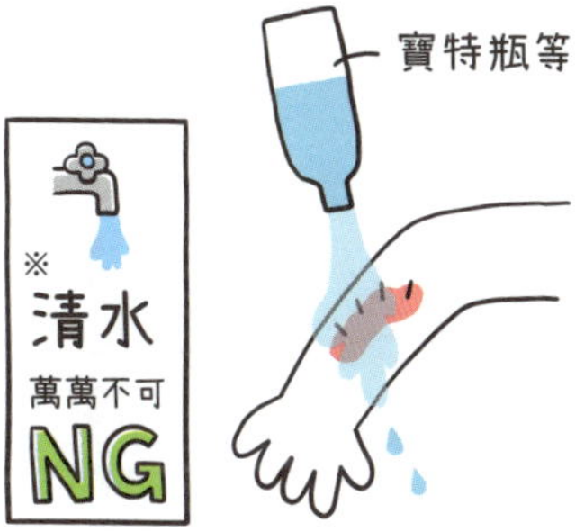
寶特瓶等
※
清水
萬萬不可
NG

④ 以熱水浸泡傷口20～30分鐘，並盡速就醫。

不會燙傷的
水溫（42度C
左右）

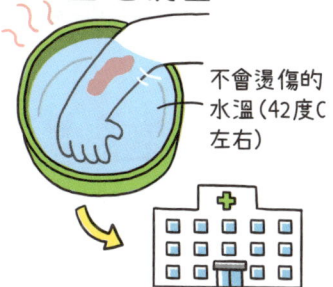

延伸知識

晶瑩剔透，看起來像是淺藍色塑膠袋的僧帽水母，其實是有劇毒的危險生物。即使死了也帶有毒性，就算在海灘上看到也絕對不能摸。

※ 水母的觸手接觸清水可能會釋放毒針，導致患部更加嚴重。

第3章　戶外活動求生篇

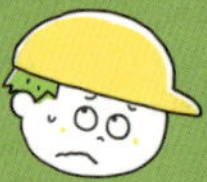

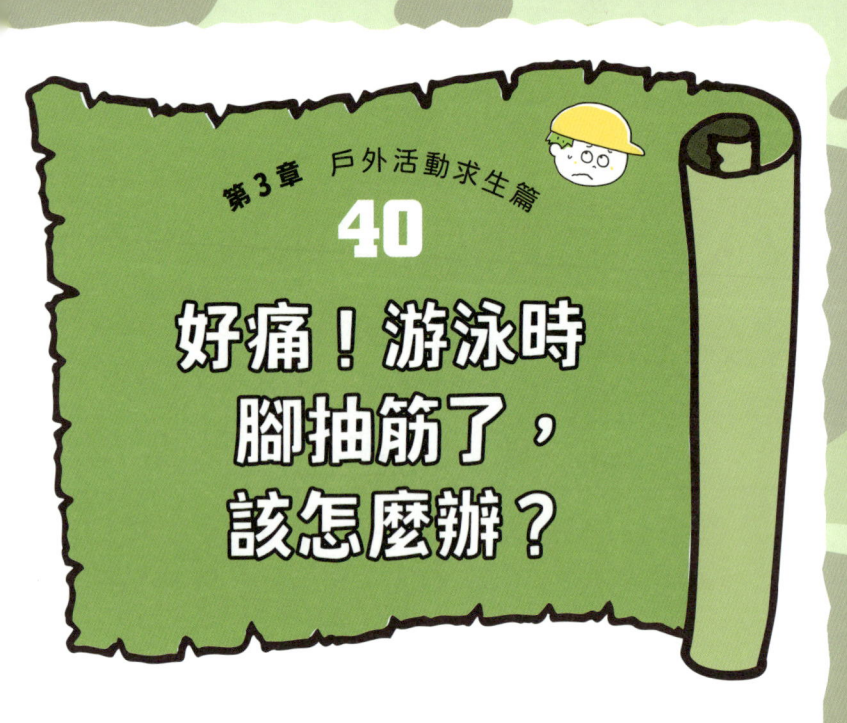

40 好痛！游泳時腳抽筋了，該怎麼辦？

以水母漂的姿勢，慢慢的伸展腿部肌肉！

「抽筋」是指平常有時伸展、有時收縮的腿部肌肉急速收縮後無法恢復原狀的現象。腿部抽筋不只會感到強烈疼痛，也會無法自由活動。**要舒緩抽筋，慢慢的伸展肌肉非常有效**。如果游泳時腳抽筋了，不要緊張，吸一大口氣後將臉部放進水裡。接著以水母漂的姿勢，伸展肌肉。**等待疼痛舒緩，就要立刻上岸**。

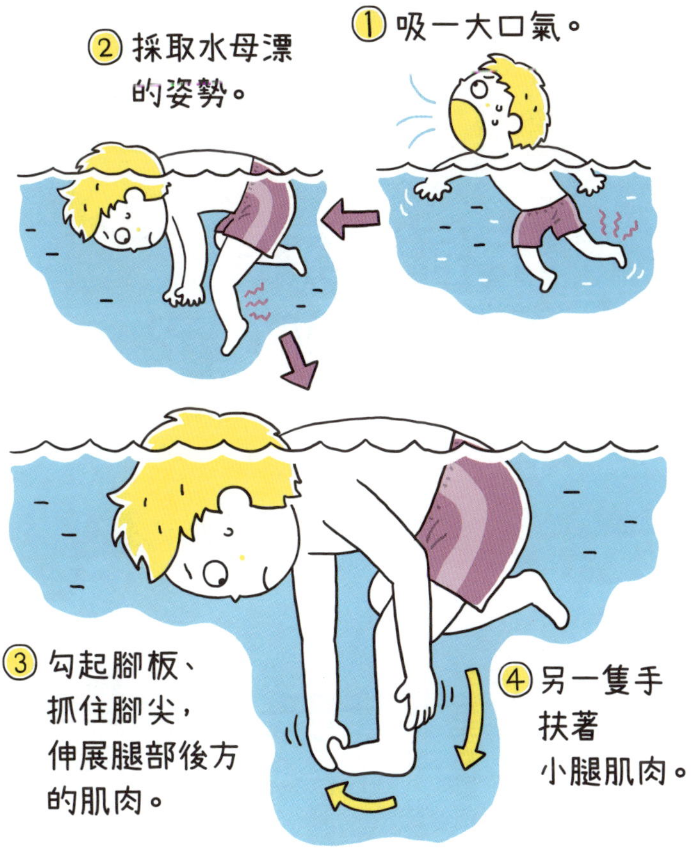
① 吸一大口氣。
② 採取水母漂的姿勢。
③ 勾起腳板、抓住腳尖，伸展腿部後方的肌肉。
④ 另一隻手扶著小腿肌肉。

延伸知識

確實做好暖身運動，可以避免腿部抽筋。體內水分不足、體溫過低時也容易抽筋，因此玩水必須適時休息。

第 3 章　戶外活動求生篇

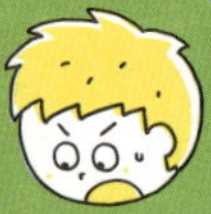

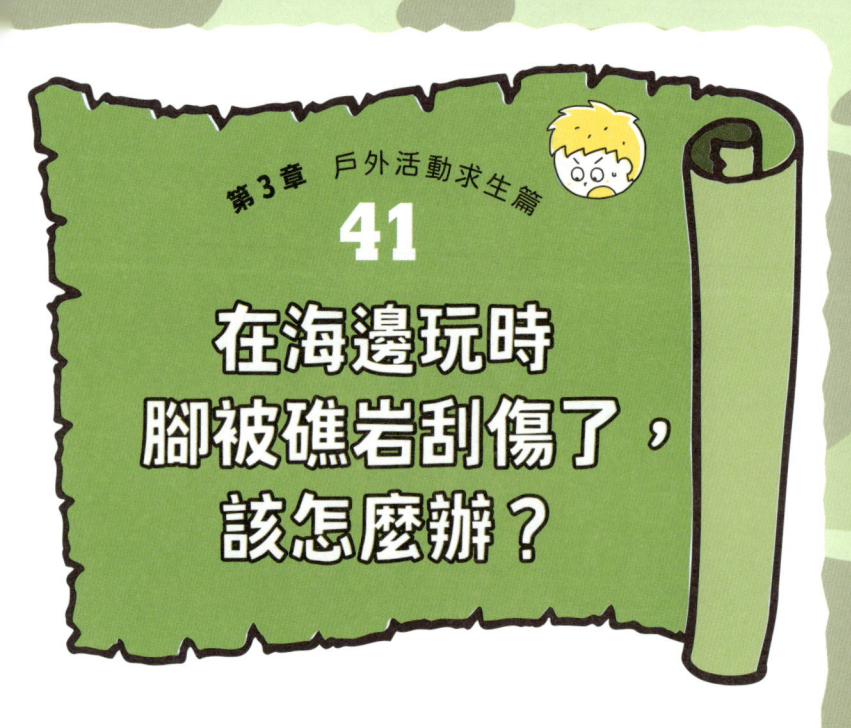

41
在海邊玩時腳被礁岩刮傷了，該怎麼辦？

以清水沖洗髒污後，用手帕壓住傷口！

退潮時在潮間帶觀察海邊生物十分有趣，總是讓人流連忘返，但也可能會被尖銳的礁岩刮傷。前往海邊時，**穿著底部較厚的防滑鞋比較安全**。

如果被礁岩或石塊刮傷，要**先以清水沖洗傷口，去除髒污與砂石**。接著**用乾淨的手帕壓住傷口**，如果過了十分鐘還是無法止血，就要立即就醫。

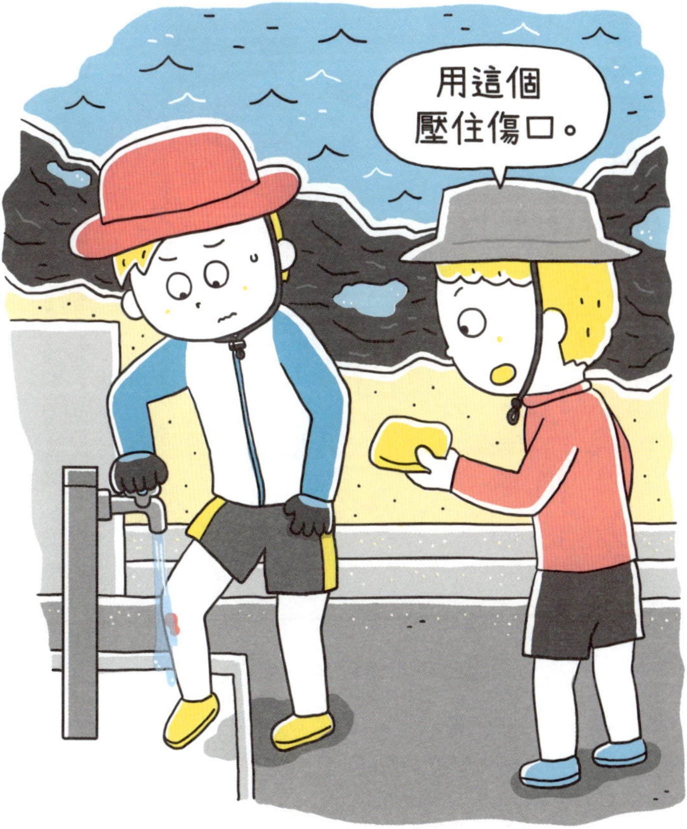

延伸知識

要安全的在潮間帶玩耍，除了選擇底部較厚的防滑鞋，也建議穿戴有束繩的帽子、長袖T恤（或外套）。

求生猜一猜 3

緊急避難包裡需要準備哪些物品？

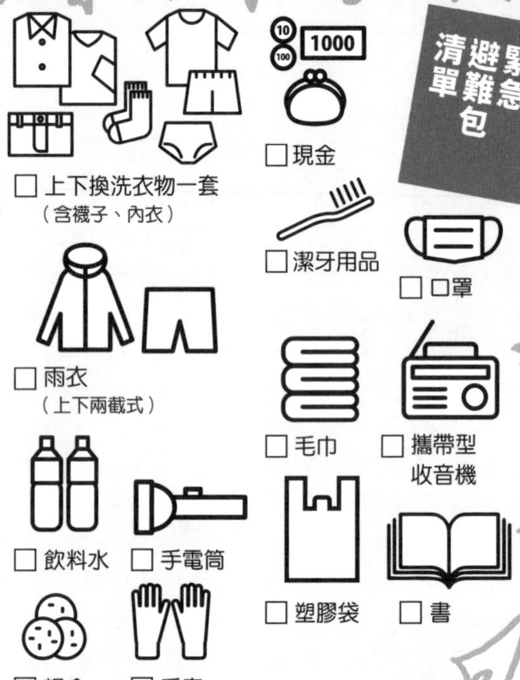
緊急避難包清單
□上下換洗衣物一套（含襪子、內衣）
□現金
1000
10
100
□潔牙用品
□口罩
□雨衣（上下兩截式）
□毛巾
□攜帶型收音機
□飲料水
□手電筒
□塑膠袋
□書
□糧食
□手套
圖片提供：PIXTA

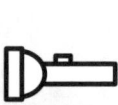

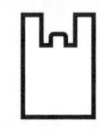

緊急避難包建議準備兩天一夜的旅行配備＋防災用品。除了一套換洗衣物、潔牙用品、口罩、毛巾、雨具，還要準備攜帶型收音機、飲用水、糧食、手電筒、塑膠袋、手套※、現金等必要用品。糧食不一定要是防災食品，平常習慣的零食與營養品也很適合。同時建議準備可以讓自己心情冷靜下來的書或漫畫。

※ 為了避免受傷並保持清潔，建議準備防水、耐磨的手套，而不是棉質手套。

第 4 章

日常生活求生篇

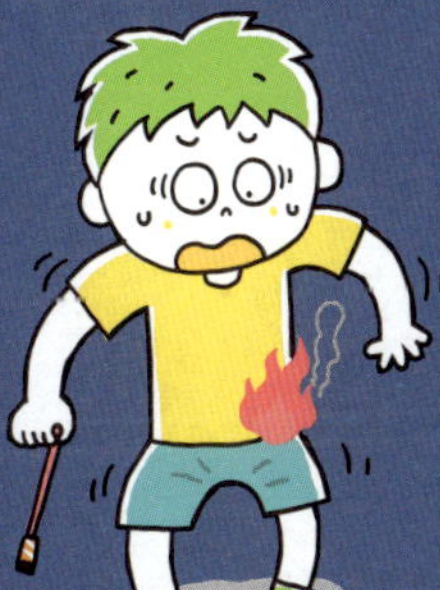

第4章　日常生活求生篇

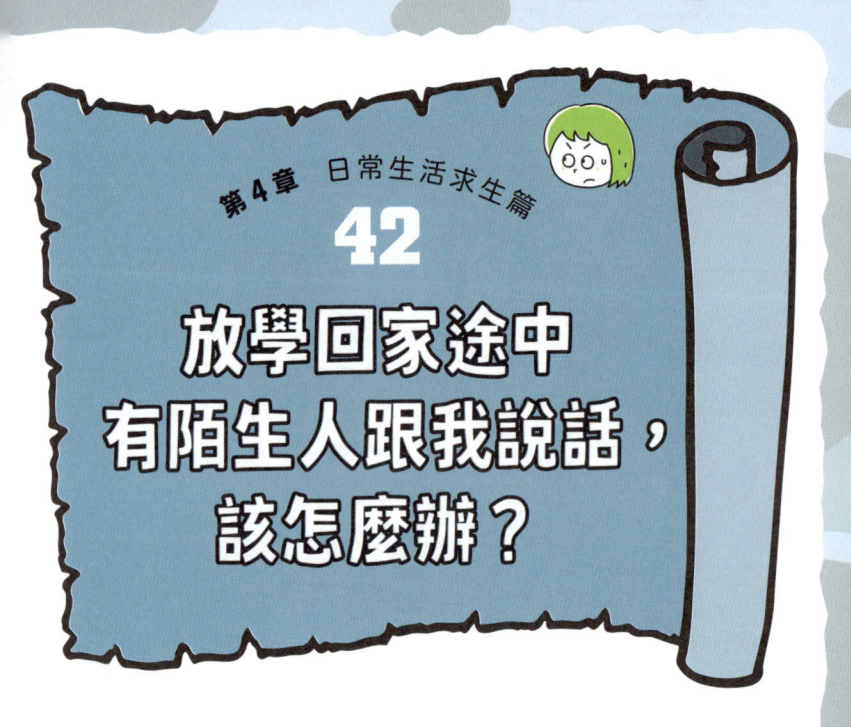

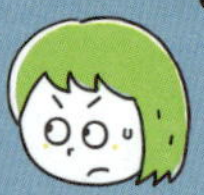

42 放學回家途中有陌生人跟我說話，該怎麼辦？

不要猶豫，立刻離開！

想要傷害小孩的人，會先靠近小孩、跟小孩說話。為了可以隨時逃跑，**當陌生人跟你說話，至少要與對方保持大人兩隻手臂的距離（一百二十公分）**。如果對方看見你後退卻不斷靠近，不需要聽對方說話，可以大喊「請你讓開」並立刻離開現場。一旦對方讓你感到害怕，像是觸碰你的身體等，可以立刻拉下隨身攜帶的警報器並逃跑。

壞人會這樣跟你說話！

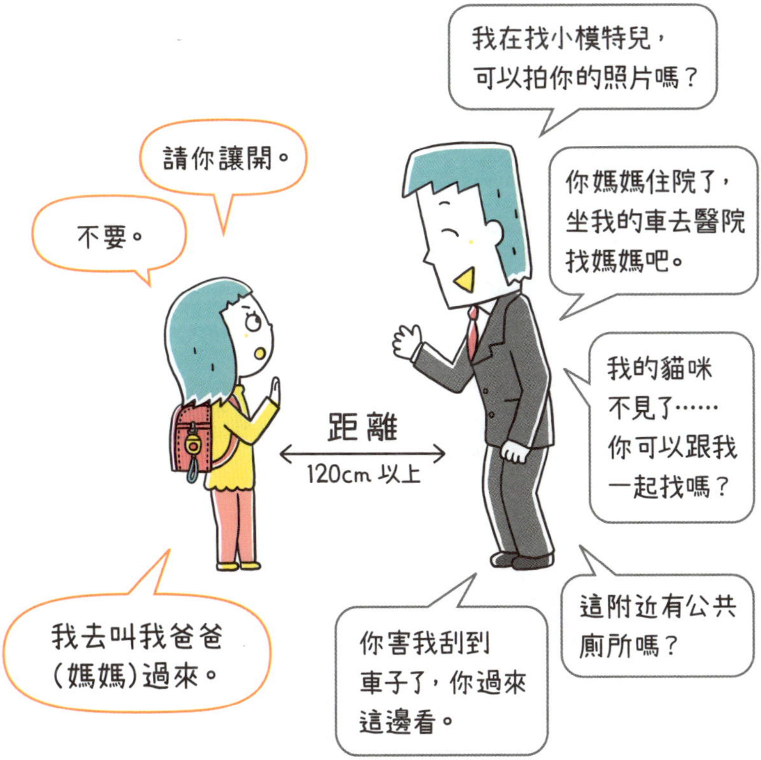
我在找小模特兒，可以拍你的照片嗎？
請你讓開。
不要。
你媽媽住院了，坐我的車去醫院找媽媽吧。
我的貓咪不見了……你可以跟我一起找嗎？
距離
120cm 以上
我去叫我爸爸（媽媽）過來。
這附近有公共廁所嗎？
你害我刮到車子了，你過來這邊看。

延伸知識

想傷害小孩的人，會以「單獨行動的小孩」為目標。尤其是在容易遇到壞人的公園、商場的公共廁所，一定要和其他人一起去。

第4章 日常生活求生篇

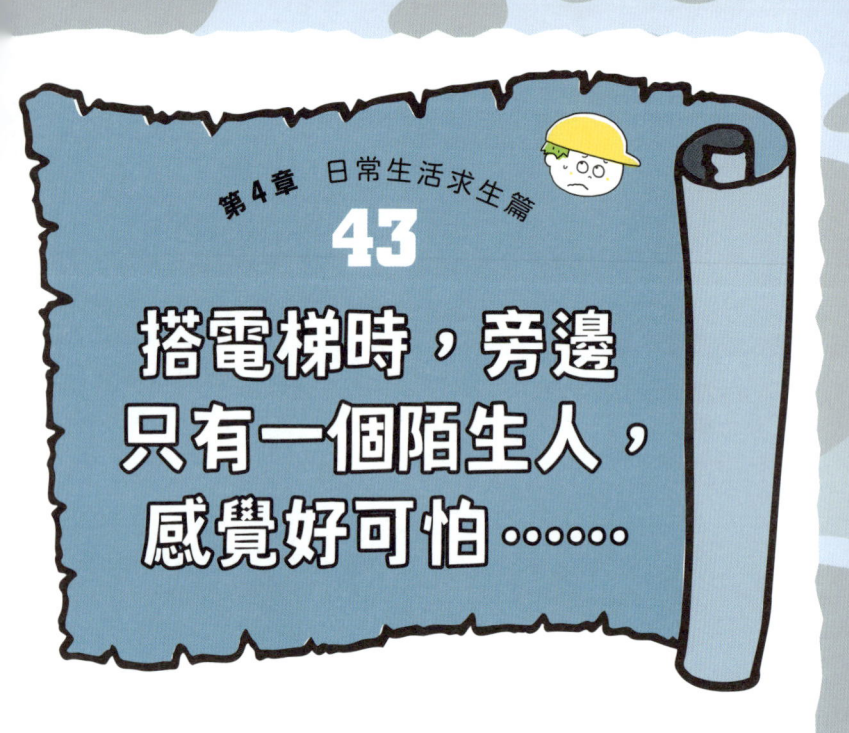

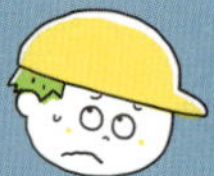

43

搭電梯時，旁邊只有一個陌生人，感覺好可怕……

視情況盡速離開電梯！

有些想傷害小孩的人，會在大樓電梯裡尋找下手的目標。**搭乘電梯時，要習慣站在靠近按鈕的地方並背對牆壁**。當你獨自搭電梯而有陌生人走進電梯，不要猶豫，立刻離開電梯。如果電梯已經移動，可以按下下層樓的按鈕，盡速離開電梯。不過**不要因為害怕搭電梯而走樓梯**，因為沒有監視器的樓梯可能比電梯更危險。

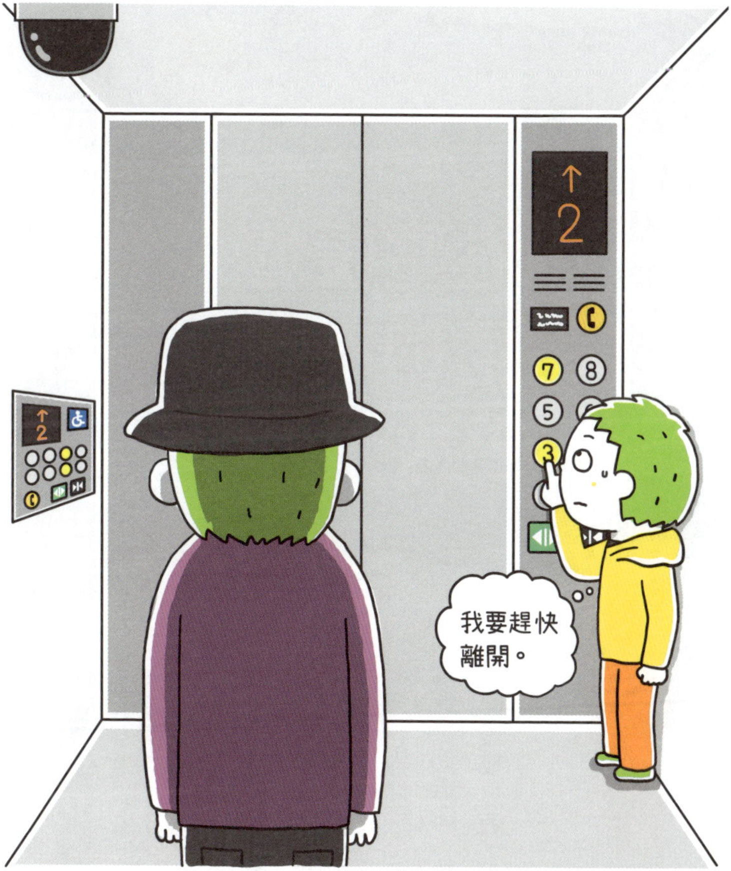

延伸知識

如果大樓入口會自動上鎖，留意身後是否有陌生人假裝也住在這棟大樓，避免陌生人一起進入大樓。

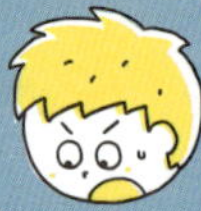

44

晾在電暖爐旁邊的衣物著火了！

使用滅火器滅火，或立刻逃生！

冬天時，電暖爐容易引發火災。此外，電器用品的電線如果損傷或積滿灰塵，也有可能著火。著火時，如果附近有滅火器，可以使用滅火器滅火。如果**沒有滅火器或不知道如何使用滅火器，就要立刻逃生，並通知大人**。火苗瞬間就會變成火海，**一旦離開就不能再折返**。

滅火器的使用方式

記住滅火器的使用方式，以防萬一。然而千萬不能勉強，如果著火3分鐘以上還是無法滅火，就要立刻逃至安全的地方。

STEP 1

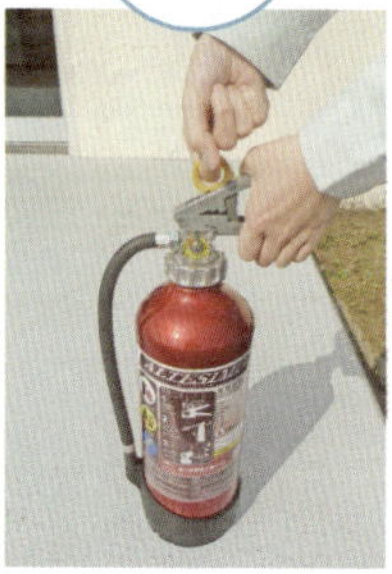

背對逃生口，勾住固定滅火器握把的安全插梢（將滅火器放在地上，會比較穩）。

STEP 2

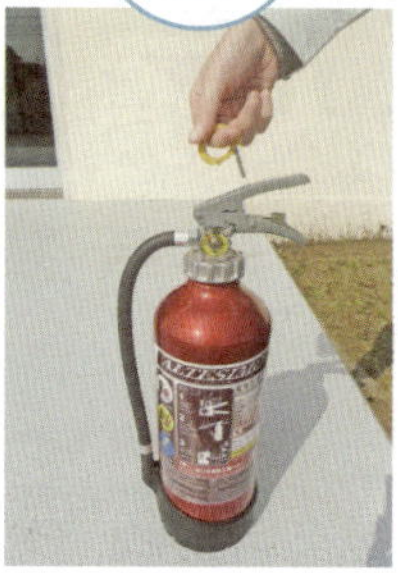

垂直「**拉**」開安全插梢。如果只是拉開安全插梢，滅火劑不會噴出。

※ 拉開安全插梢時不要壓握把。

STEP 3

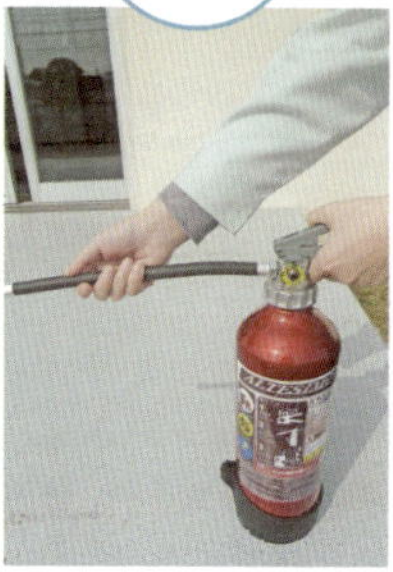

握住皮管前端，「**瞄**」向火源底部「**壓**」握把，噴出滅火劑。滅火時從距離自己比較近的火苗開始會比較順利。

※ 譯注：滅火三口訣為「拉」、「瞄」、「壓」。

延伸知識

如果家裡沒有大人，要大聲喊叫通知鄰居，並打電話給消防隊（119）。平常就要記住地址，並練習描述附近顯著的地標。

照片提供／MORITA 宮田工業株式會社

第4章　日常生活求生篇

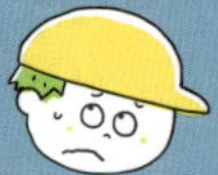

45

微波爐裡的食物著火了！

不可以打開微波爐的門！

只要按一下就可以加熱食物與飲料的微波爐非常方便，然而過度加熱可能會冒煙或起火。發生這種情況時，**不可以為了滅火而打開微波爐的門**。因為一旦**空氣進入，火苗就會立刻變得更大**。不要打開微波爐的門，先拔掉插頭觀察看看。只要沒有打開微波爐，火苗應該會自然熄滅。此外，**微波爐四周不要放易燃物品**，以防萬一。

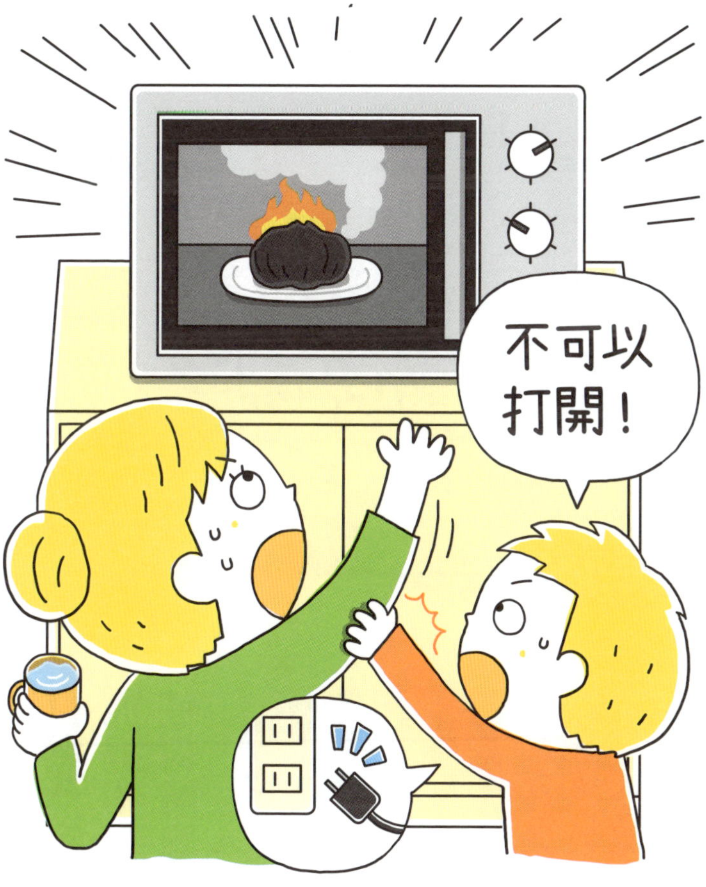

延伸知識

根莖類植物、肉包等是比較容易讓微波爐著火的食品。此外，加熱時放入鋁箔紙等金屬也是使微波爐著火的原因之一，千萬要留意。

第4章　日常生活求生篇

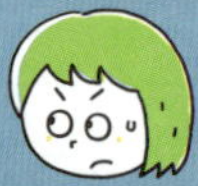

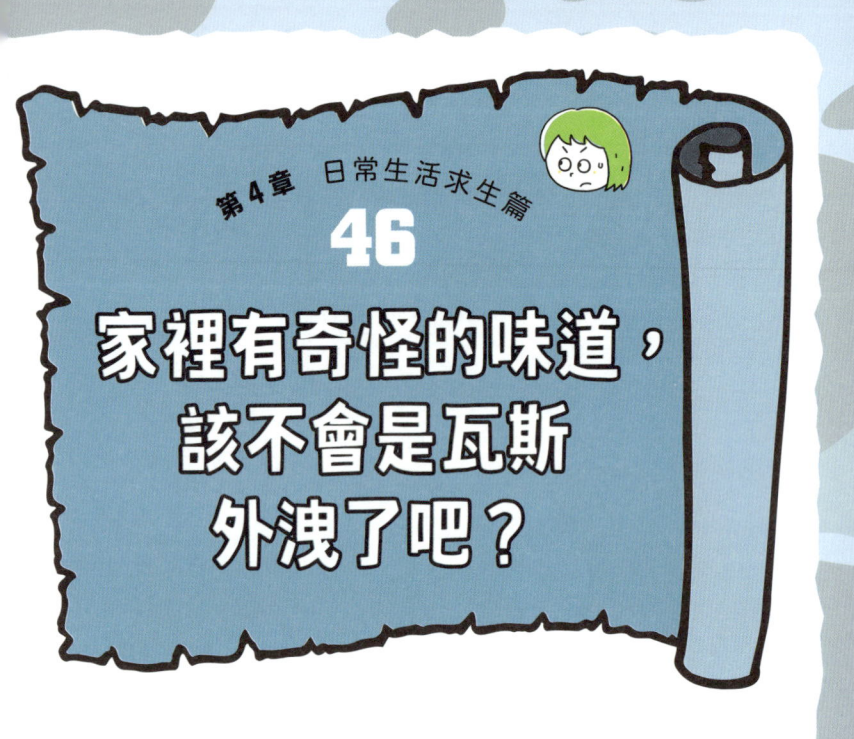

46
家裡有奇怪的味道，該不會是瓦斯外洩了吧？

打開門窗使空氣流通，而且不要接觸任何開關！

為了讓人及早發現瓦斯外洩，**家庭用瓦斯會加入具有強烈臭味的化學物質，聞起來像是洋蔥的味道**。如果在廚房、洗手間附近聞到異常的味道，就要立刻打開門窗使空氣流通。**瓦斯外洩時打開電扇等電器用品的開關，可能會起火，甚至引發瓦斯爆炸**，所以絕對不要接觸任何開關。在瓦斯外洩的問題解決前，暫時離開室內。

瓦斯會累積在哪些地方？

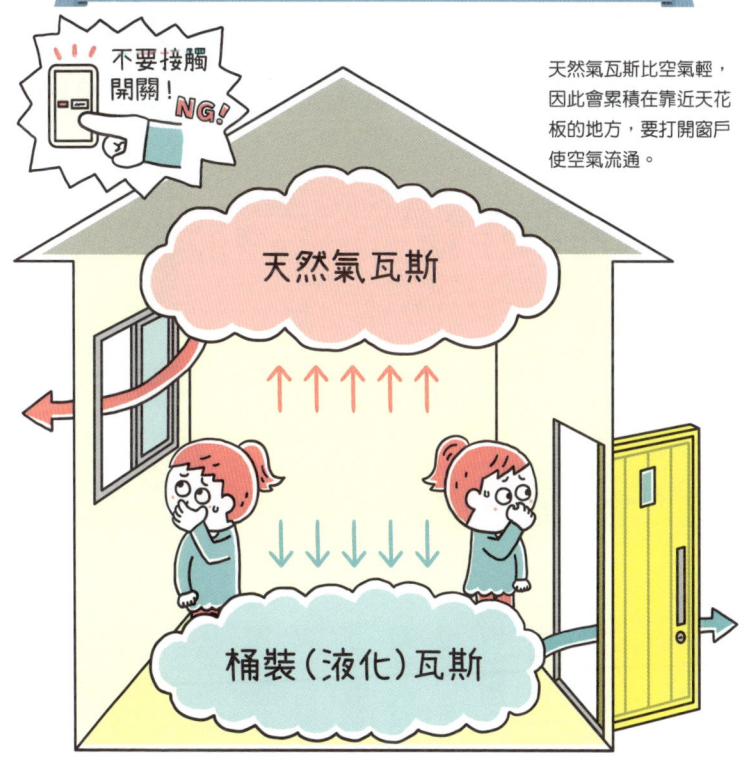

天然氣瓦斯比空氣輕，因此會累積在靠近天花板的地方，要打開窗戶使空氣流通。

桶裝（液化）瓦斯比空氣重，因此會累積在靠近地板的地方。要打開大門或落地窗使空氣流通。

延伸知識

家庭用瓦斯分為「天然氣瓦斯」與「桶裝（液化）瓦斯」兩種。兩種瓦斯外洩時會累積在不同的地方，建議平時先確認家裡使用哪種瓦斯。

第4章　日常生活求生篇

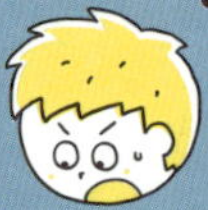

47

穿在身上的衣服著火了！

躺在地上翻滾並以兩手掩住臉部，撲滅火苗！

不管是放煙火、烤肉，或是上家政課、做實驗，平時許多活動都需要接觸火。活動時，如果穿在身上的衣服著火了，我們會想要跑去找水——然而**跑步會使火苗會越燒越旺**，所以絕對不能這麼做。※**撲滅火苗最快的方式是，趴躺在地上翻滾，壓住火苗直到熄滅**。為了避免臉部燒傷，不要忘記以兩手掩住臉部。

※臺灣、美國等地會宣導「停、趴、滾」的口訣，從小教育衣服著火時該如何處理。

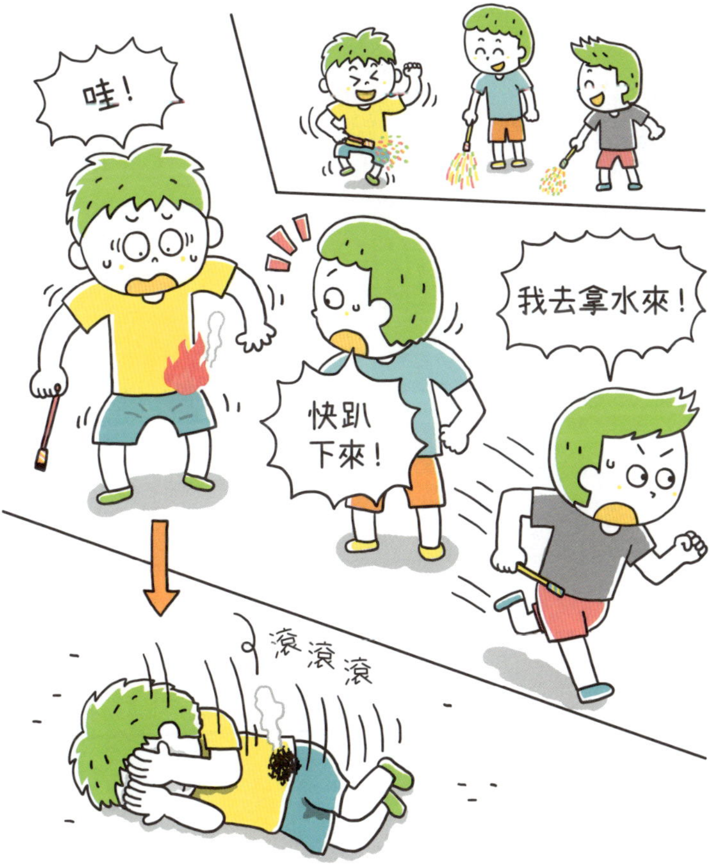

延伸知識

如果附近有水，也可以立刻澆水撲滅火苗。不一定要去水龍頭取水，可以運用水箱或花瓶裡的水，茶類等飲料也可以派上用場。

第4章　日常生活求生篇

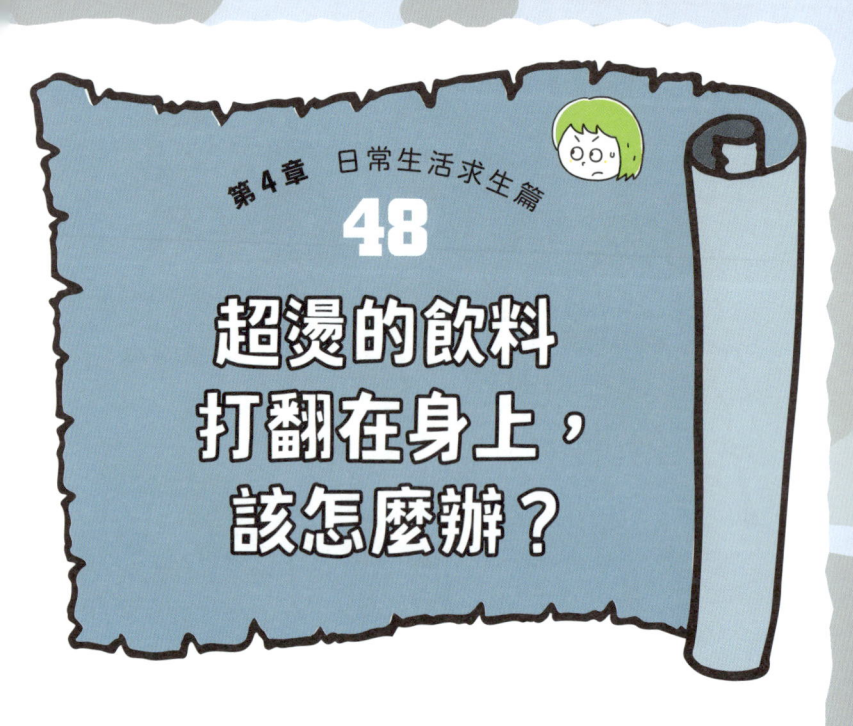

48

超燙的飲料打翻在身上，該怎麼辦？

不要脫下衣服，立刻用冷水沖！

據說皮膚只要接觸七十度C的熱水一秒就會燙傷。因此當超燙的飲料打翻在身上，絕對不能急著脫掉衣服！因為可能會將黏在衣服上的皮膚整片撕下。**正確做法是，穿著衣服使用蓮蓬頭等冷水沖**，大約要沖十五～三十分鐘。如果皮膚泛白或起水泡，就要立刻就醫。

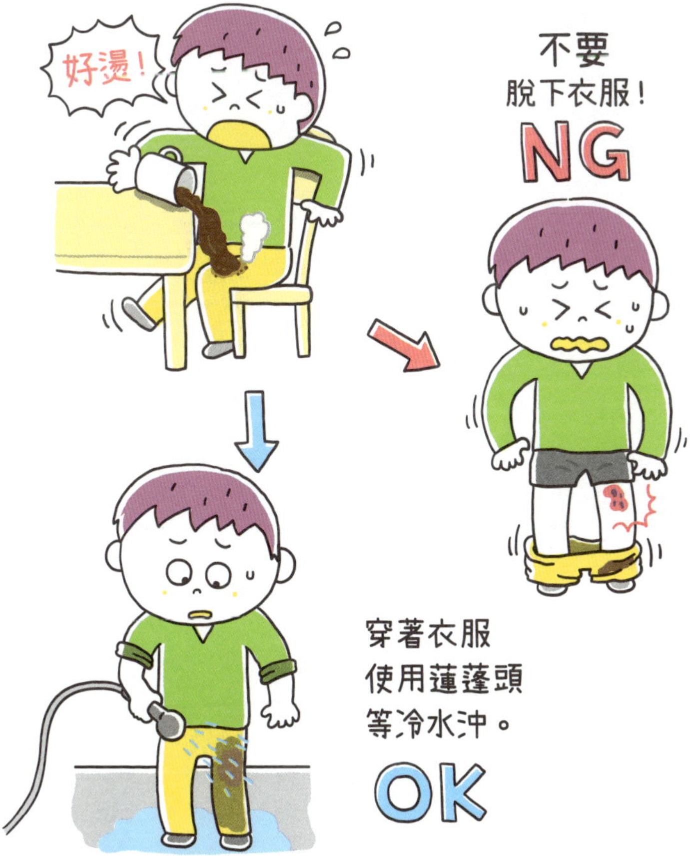
好燙！
不要
脫下衣服！
NG
穿著衣服
使用蓮蓬頭
等冷水沖。
OK

延伸知識

皮膚接觸40～50度的物體，像是暖暖包、熱水袋等，可能會導致「低溫燙傷」。使用時，不要直接接觸皮膚。

第4章　日常生活求生篇

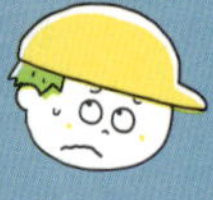

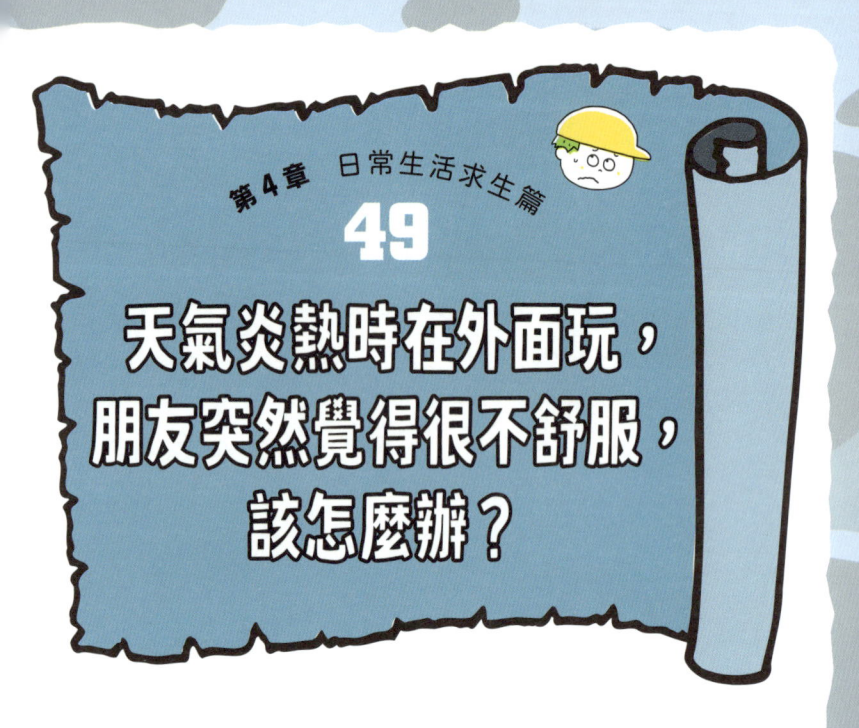

49

天氣炎熱時在外面玩，朋友突然覺得很不舒服，該怎麼辦？

在陰涼的地方休息，讓身體冷卻！

天氣炎熱時，如果出現**頭痛、想吐、四肢無力等症狀，都是中暑的前兆**。中暑是指「身體無法順利散熱以調節體溫」的狀態，應該立刻移動至陰涼處，躺著休息。如果對方可以喝水，可以補充日本藥廠研發的「經口補水液」或運動飲料。如果緊急處置後還是無法恢復、甚至休克沒有反應時，就要打電話叫救護車（119）。因此**在氣溫與濕度較高的情況下，一定要勤於補充水分，避免中暑**。

出現中暑症狀時……

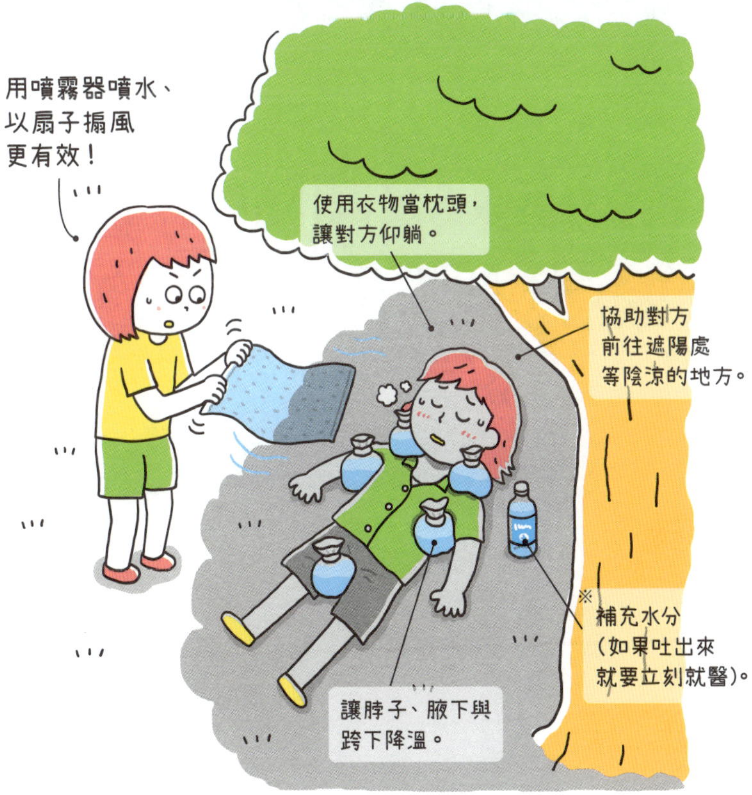

用噴霧器噴水、
以扇子搧風
更有效！
使用衣物當枕頭，
讓對方仰躺。
協助對方
前往遮陽處
等陰涼的地方。
※補充水分
（如果吐出來
就要立刻就醫）。
讓脖子、腋下與
跨下降溫。

延伸知識

身體不習慣炎熱的環境時，比較容易中暑。因此從 5 月開始，經常以「40 度 C 的熱水泡澡 15 分鐘」，可以讓身體逐漸習慣，避免中暑。

※ 飲用冰涼的飲料可以為身體降溫，飲用口服電解質液或運動飲料可以補充因汗水而流失的鹽分。

第4章 日常生活求生篇

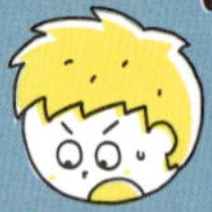

50 切菜時不小心切到手指，該怎麼辦？

以清水沖洗後，壓住傷口止血！

處理傷口時，最重要的就是清潔傷口，但不需要使用消毒液。**使用消毒液可能會阻礙使皮膚重生的細胞正常活動**。首先以清水沖洗傷口，去除髒污。接著蓋上乾淨的紗布或手帕，以沒有受傷的手用力壓住傷口。**將兩手舉高至比心臟高的位置，可以減少出血量**。如果按壓十~十五分鐘仍無法止血，就要立刻就醫。

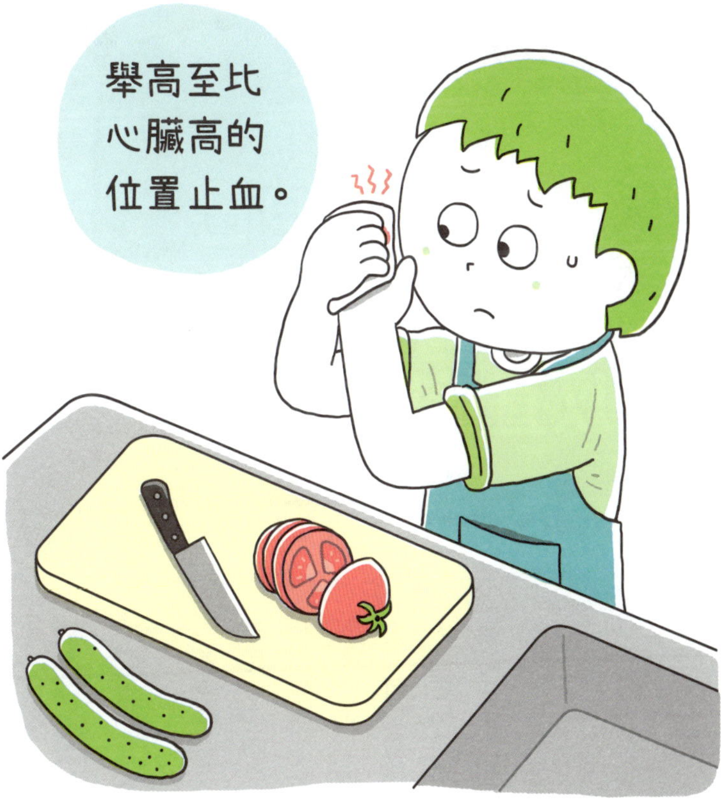
舉高至比
心臟高的
位置止血。

延伸知識

當腳踝、手肘因扭傷而轉向不自然的方向時，最重要的是冷卻。以放入冰塊的塑膠袋、保冷劑冰敷，可以減輕疼痛。

第4章　日常生活求生篇

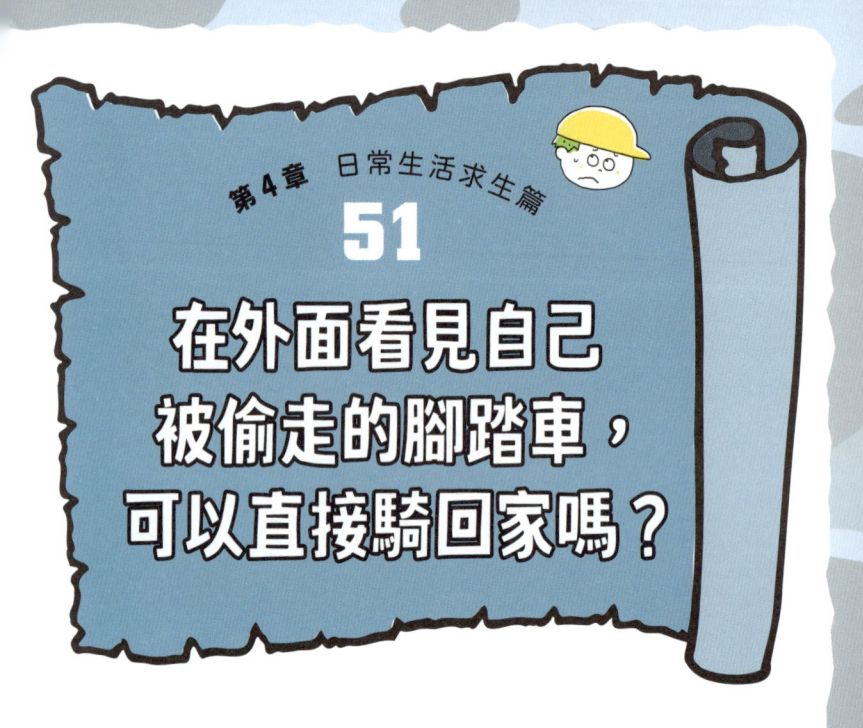

51

在外面看見自己被偷走的腳踏車，可以直接騎回家嗎？

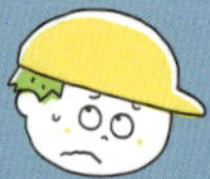

不能自己騎回家，請警察來處理！

即使是自己的腳踏車，也不能自己帶走——因為只要有一段時間由別人使用，就可能暫時失去使用腳踏車的權利。此外，**擅自闖入發現腳踏車的地點，可能會觸法**，甚至會與偷腳踏車的人發生爭執。為了避免麻煩，**發現腳踏車時一定要冷靜，請警察陪你一同確認**。

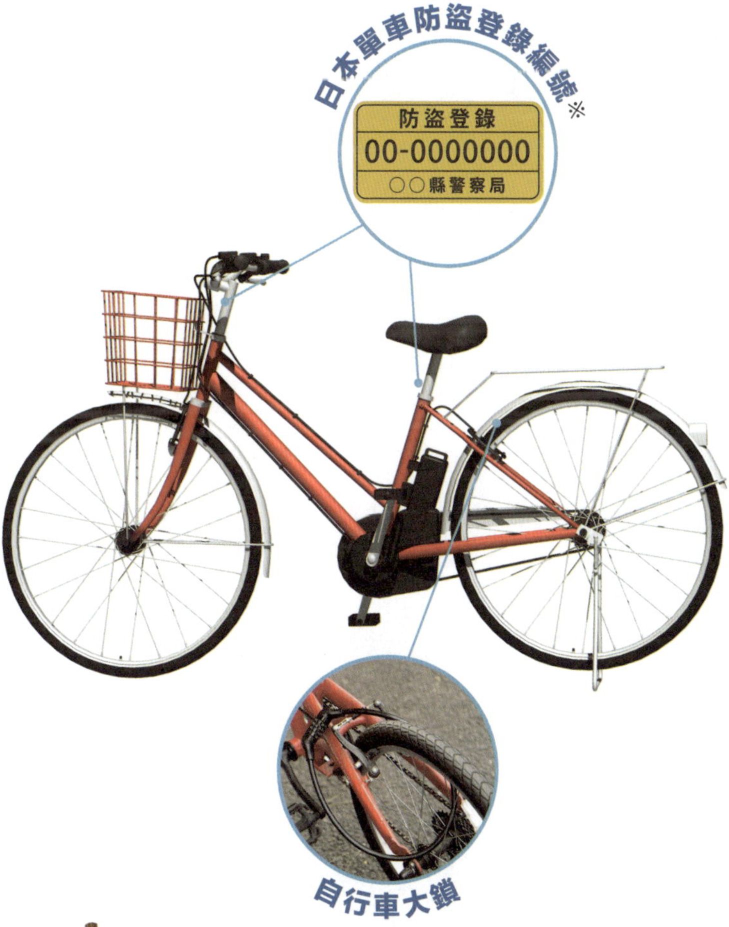
日本單車防盜登錄編號※
防盜登錄
00-0000000
○○縣警察局
自行車大鎖

延伸知識

臺灣自2016年起實施「普通重型及輕型機器腳踏車特定零組件加設防竊辨識碼」，申請方式可上內政部警政署網站查詢。

照片提供／PIXTA

※ 日本防盜登錄有期限（警察局保管防盜登錄資料的期限），一旦過期就可能無法證明，因此要記得更新。

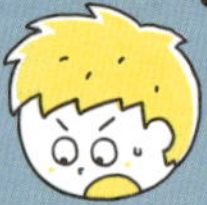

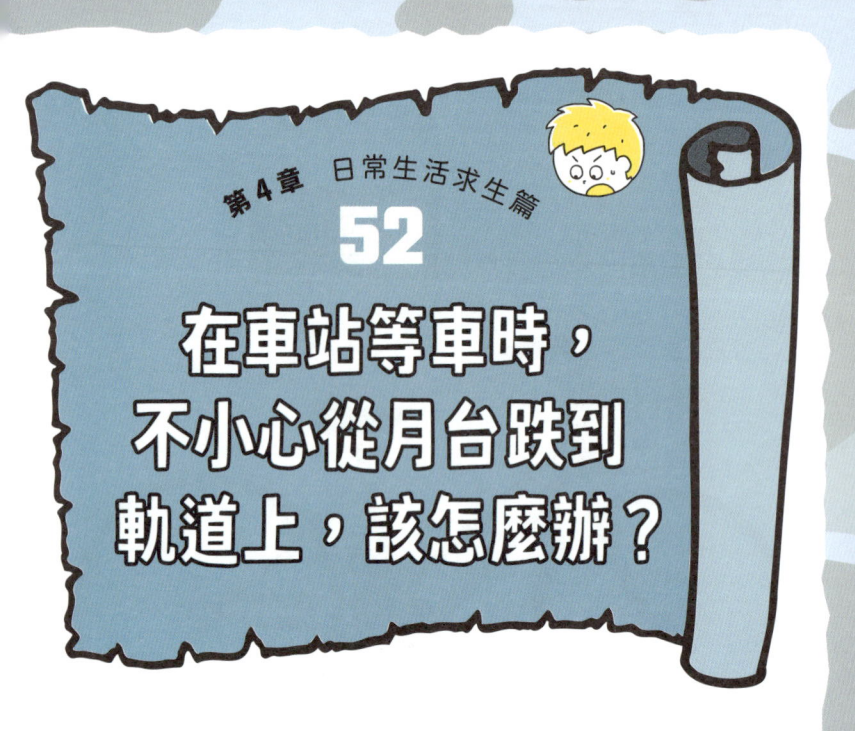

52 在車站等車時，不小心從月台跌到軌道上，該怎麼辦？

大聲呼救，在月台邊的待避空間裡避難！

如果不慎跌落至軌道，一定要大喊：「救命啊！」讓四周的人聽到。**軌道與月台之間相差超過一百三十公分**，就連大人也很難自己爬上去。**通常月台下方設有待避空間，可以讓人在發生意外時躲在那裡**。建議事先詢問經常搭車的車站，月台下方是否設有待避空間或待避空間位於哪些位置。

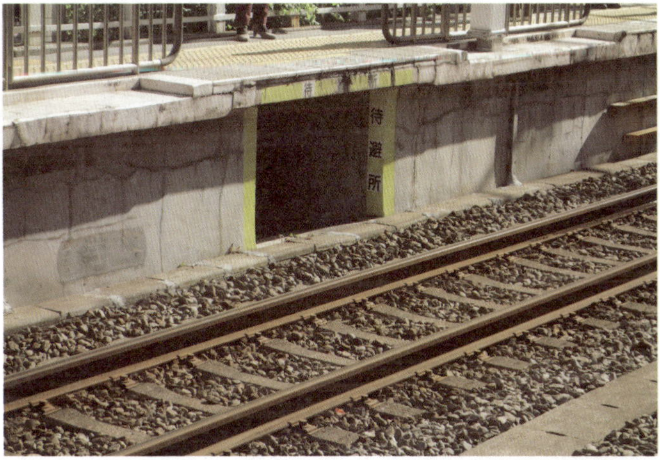

這是一種月台下方的待避空間。提醒大家，千萬不要一邊走路、一邊看書或滑手機，如果不慎掉落至軌道，可能會引發重大意外。

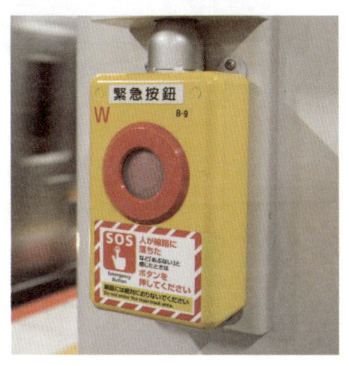

一旦發現有人跌落至軌道或在軌道上行走，一定要立刻按下緊急按鈕通知其他人。臺灣高鐵與捷運月台上，也設置有緊急按鈕。

延伸知識

如果物品掉落至軌道，可以通知站務人員。站務人員會在確保安全的情況下，以專用工具撿拾物品。

照片提供／PIXTA

第4章　日常生活求生篇

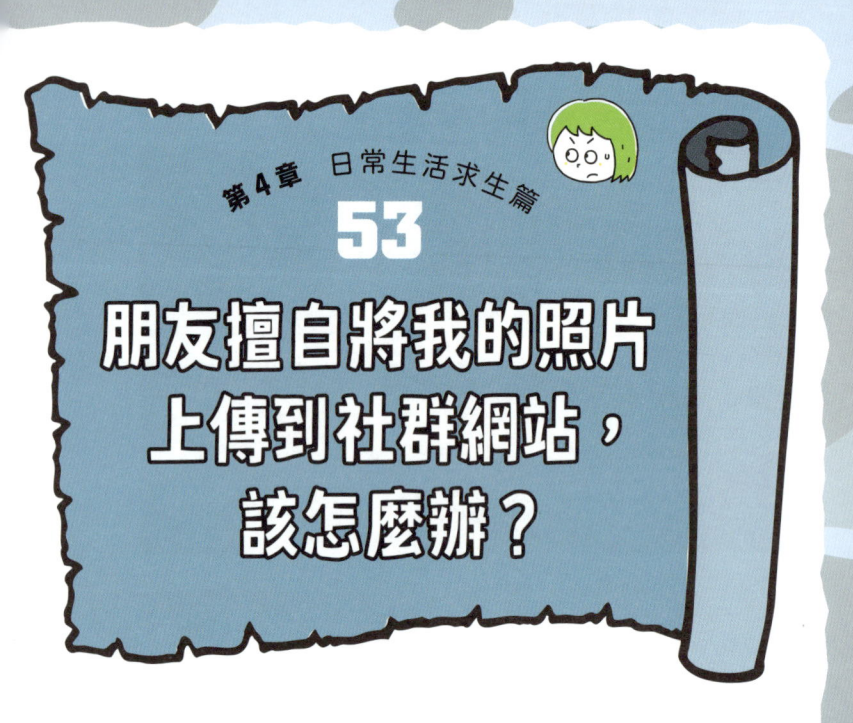

53

朋友擅自將我的照片上傳到社群網站，該怎麼辦？

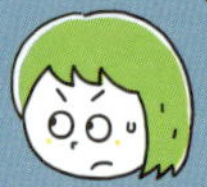

向對方主張「肖像權」並要求對方刪除！

有時候我們要求朋友刪除自己的照片，對方可能不會理會。此時可以讓法律成為我們有力的夥伴。

在臺灣生活的人擁有自己的「**肖像權**」，也就是**拒絕其他人擅自拍攝、公開個人照片的權利**。可以告訴對方，即使只是放在社群網站上※，只要未經同意就違反法律了。只要你覺得有一點點不舒服，可以先**向爸爸、媽媽或老師商量**，請大人協助。

※ 包括 Line、Facebook、TikTok、Instagram、X、Threads 等網路服務。

使用社群網站的基本原則

①事前決定每天的使用時間與結束時間。

②每週決定至少1天不要在家使用3C產品。

③使用具備※兒童安全過濾功能的瀏覽器與搜尋引擎。

④不要散布自己與其他人的個人資訊。

⑤按下發送鍵前，先反覆閱讀，想一想對方的心情。

※ 兒童安全過濾功能：限制瀏覽有害或不適當的內容與功能。

（資訊來源：SNS東京準則）

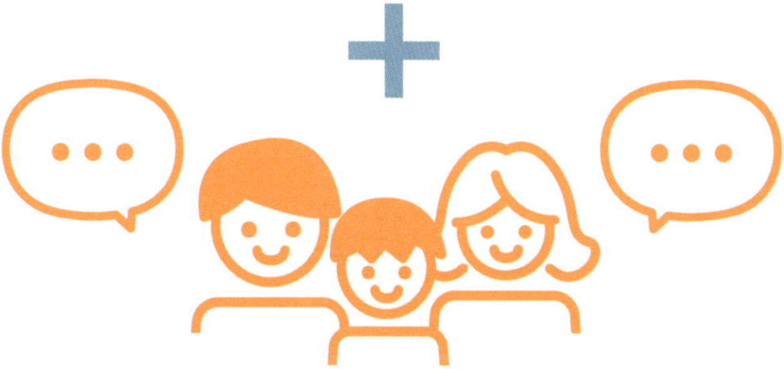

與家人一起討論並決定「我們家的規定」。

延伸知識

我們可以透過社群網站與全世界的人交流，但為了確保安全，必須遵守規定。建議你與家人一起討論並決定「我們家的規定」，包括「※不散布個人資訊」、「不說別人壞話」等。

※ 上傳至網路的文字與圖像，會半永久的留在網路上——這種現象稱為「數位刺青」。因此上傳前，一定要三思。

第4章　日常生活求生篇

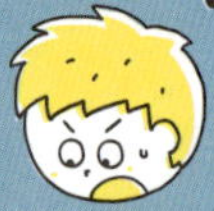

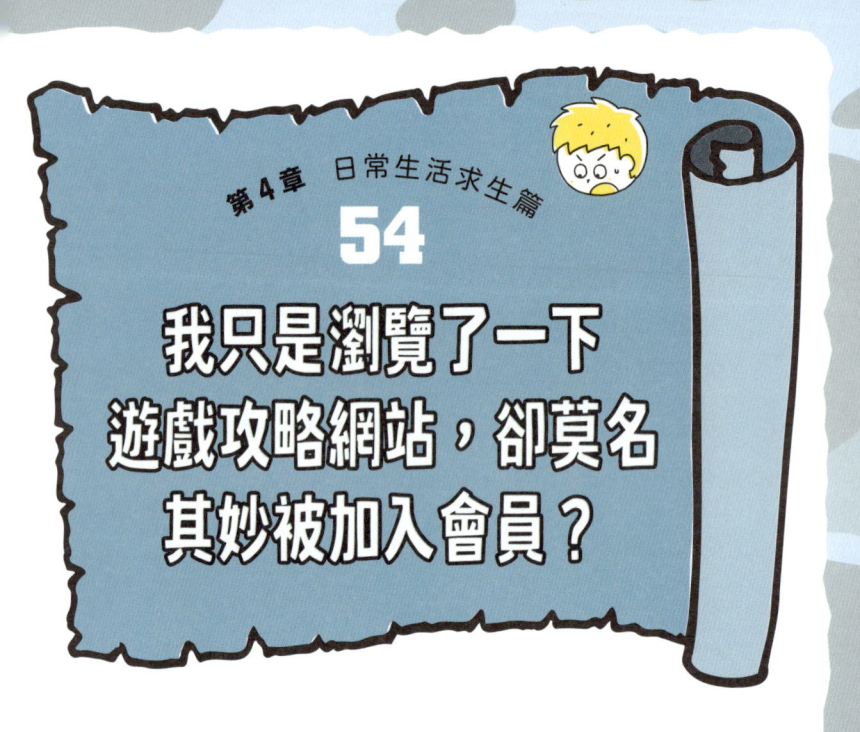

54
我只是瀏覽了一下遊戲攻略網站，卻莫名其妙被加入會員？

那些網頁是為了詐騙金錢或偷取你的個人資訊，立刻關起來！

只要按下網頁上的一個按鈕，就被要求支付費用的手法稱為「**一鍵詐騙**」。無論出現什麼樣的畫面，都不需要支付任何費用，立刻關起來就好。利用假的網頁要求你輸入地址、電話號碼等個人資訊的手法稱為「**釣魚詐騙**」，如果收到電子郵件但不知道寄件者是誰，不要輕易打開郵件，直接丟到垃圾桶。

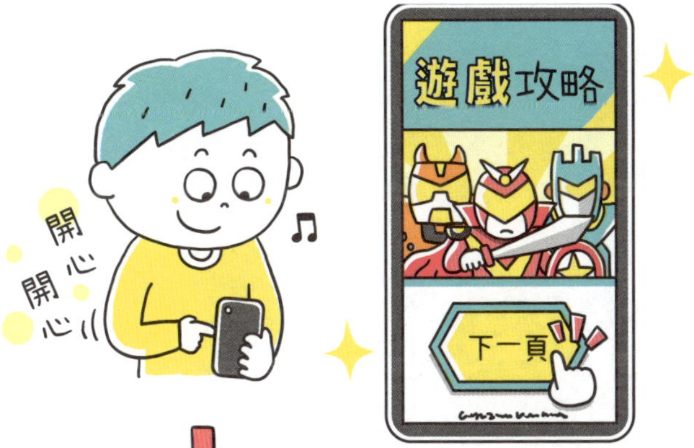
開心開心
遊戲攻略
下一頁

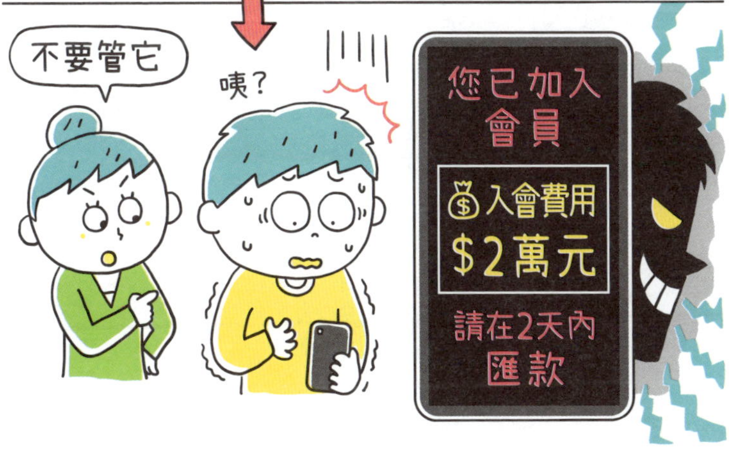
不要管它
咦？
您已加入會員
入會費用
$2萬元
請在2天內匯款

※ 即使網頁上提供電話或電子郵件帳號，也不用理會。如果覺得擔心，可以和大人商量。

延伸知識

現代社會充滿各種假新聞（假資訊、謠言），不要輕易相信自己看見的資訊。如果無法確認真假，就先不要轉發。

第4章　日常生活求生篇

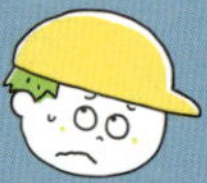

55

我被其他人霸凌，覺得好痛苦……

向各方大人求助

即使朋友只是在開玩笑，**只要你覺得「我不喜歡」，那就是霸凌**。世界上沒有人可以被霸凌。或許你覺得「可能我自己也有問題」，但那**絕對不是你的錯**。如果你因為被霸凌而困擾，一定要找願意聆聽的大人商量。包括家人、老師、警察、律師、諮商師等，**一定會有大人願意站出來幫你**。

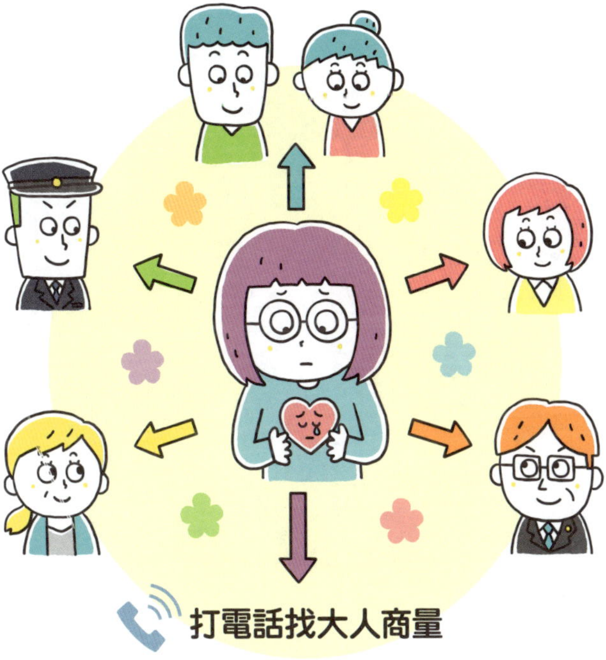

1925 安心專線或 113 保護專線
也可撥打：
412-8185 (手機請加 02)
各縣市家庭教育中心諮詢專線 (付費電話)

延伸知識

如果心裡實在非常難受，不需要勉強自己上學，可以到圖書館、提供兒童服務的免費空間喘息片刻。

第4章　日常生活求生篇

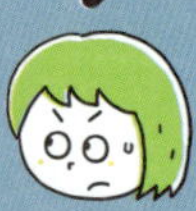

56 我覺得我被家人虐待……該怎麼辦？

撥打免費諮詢專線請其他大人協助！

常見虐待分為四種，包括①抽打、激烈搖晃等「身體虐待」、②威脅、漠視等「精神虐待」、③關在家裡、不提供飲食等「嚴重疏忽」、④猥褻等「性虐待」。

或許你不希望其他人知道你被虐待，但※**全世界的小孩都有權利好好活著、好好長大並受所有大人保護**。請鼓起勇氣，撥打免費諮詢專線，其他大人正在等待你的求救訊號。

※ 聯合國大會於1989年通過專為兒童設置的國際公約《兒童權利公約》，保障兒童的生存權、發展權、受保護權與參與權。

打電話找大人商量

提供 18 歲以下兒童與青少年撥打的兒童專線

childline
18歲以下兒童
與青少年撥打的
兒童
專線
兒童專線答應你：
●一定會保守祕密
●無論發生什麼事情都可以商量
●不需要告知自己的名字
●想掛斷電話時可以隨時掛斷電話

臺灣兒童保護專線

☎ 113

※ 免費電話。

412-8185 (手機請加 02)

各縣市家庭教育中心諮詢專線 (付費電話)

延伸知識

撥打免費諮詢電話時，不一定要告知自己的姓名。而且接聽電話的人，一定會為你保守祕密。

求生猜一猜 4

如何打公共電話求救？

答案

使用公共電話撥打110或119，不需要投幣或插卡※

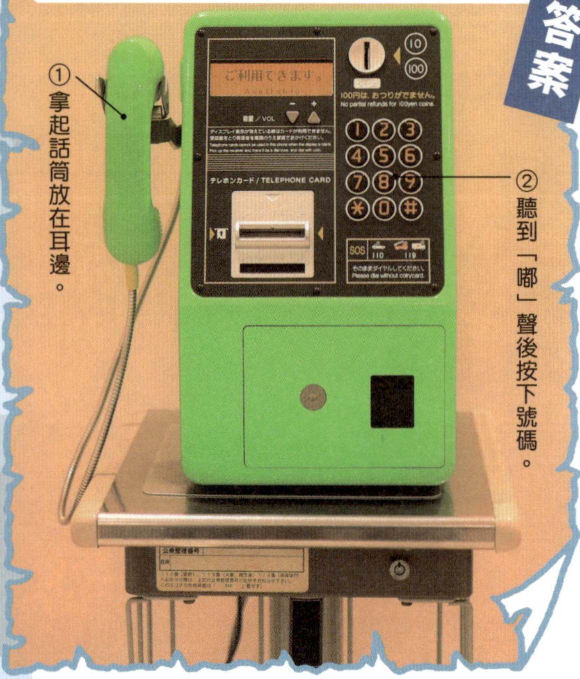

① 拿起話筒放在耳邊。
② 聽到「嘟」聲後按下號碼。
ご利用できます。
テレホンカード / TELEPHONE CARD
SOS
110
119

公共電話如果有紅色緊急按鈕，拿起話筒後按下紅色緊急按鈕，即可撥打免費服務電話；如果沒有紅色緊急按鈕，則是在拿起話筒後即可直接撥打。

臺灣緊急專線一覽表

110	報案、交通事故
113	婦幼保護專線
118	海巡署緊急報案專線
119	火警、緊急救護
165	反詐騙諮詢專線
112	行動電話緊急救難號碼

照片提供／PIXTA

※ 一般使用公共電話要先拿起話筒，接著投幣或插卡（譯注：目前臺灣有些公共電話除了電話卡，可以使用信用卡或電子票證卡），再按下號碼。

參考文獻與相關網站

參考文獻

『ぼくらの災害サバイバル BOOK』
　国崎信江監修　主婦の友社　2018 年
『クイズでわかる生きり大作！　防災のサバイバル』
　国崎信江／山本典生監修　朝日新聞出版　2021 年
『学研まんが入門シリーズ　もしものときのサバイバル術』
　かざまりんぺい監修　学研プラス　2015 年
『キャンプ×防災のプロが教える新時代の防災術』
　寒川一監修　学研プラス　2021 年
『防災減災 119』
　蝶野正洋企画発案／加藤孝一監修　主婦の友社　2019 年
『OLIVE いのちを守るハンドブック』
　NOSIGNER 編　KADOKAWA　2011 年
『先生は教えてくれない！　クレヨンしんちゃんの
アブナイ！ことから自分を守るために知っておきたいこと』
　双葉社　2018 年
『学校では教えてくれない大切なこと 32 災害を知る』
　旺文社編　旺文社　2020 年
『家族と自分の命をつなぐ最新常識　今どき防災バイブル』
　冨川万美監修　主婦の友社　2021 年
『警視災害策課ツイッター　防災ヒント 110』
　日本新聞出版社編　日本新聞出版社　2019 年
『解でわかる 14 からの自然災害と防災』
　諏訪清二監修／一般社法人社会援ネットワーク著　太田出版　2022 年
『東京防災』
　東京都総務局総合防災部防災管理課編　東京都　2015 年
『こども六法』
　山崎聡一郎著　弘文堂　2019 年

相關網站

國家災害防救科技中心
https://www.ncdr.nat.gov.tw/
內政部消防署消防防災館
https://www.tfdp.com.tw/
全民防災 e 點通
https://bear.emic.gov.tw/

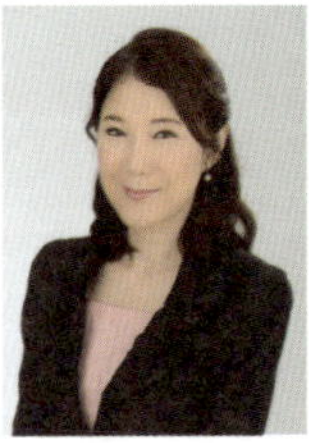

監修★國崎信江（危機管理諮詢師）

以危機管理教育研究所代表的身分，站在女性的角度與生活的觀點倡議天災、犯罪及意外事故的預防策略。除了在日本政府或地方自治團體的防災相關委員會擔任委員，亦以過去支援災區的經驗，透過演講、電視、廣播與報章雜誌等管道提供相關資訊。從一般防災到家庭防災、地區防災、設施防災、企業防災等，內容十分豐富，包括如何在地震發生時保護家人、如何在災害發生時保護財產、如何準備防災用品、如何維護災害發生期間的避難收容處所等。

大人也不知道的 求生防災知識大集合

編／求生防災研究會
監修／國崎信江（危機管理諮詢師）
圖／森之鯨
譯／賴庭筠
美術設計／蕭雅慧
校對／歐秉瑾
副總編輯／周彥彤
編輯總監／陳逸華
副總經理／王聰威
總經理／陳芝宇
社長／羅國俊
發行人／林載爵
聯經出版事業股份有限公司
地址／新北市汐止區大同路一段 369 號 1 樓
電話／ 02-8692-5588 轉 5312
聯經網址／ www.linkingbooks.com.tw
電子信箱／ linking@udngroup.com
印刷／文聯彩色製版印刷公司印製
初版／ 2025 年 3 月　定價／ 350 元
書號／ 117170　ISBN ／ 978-957-08-7624-6

行政院新聞局出版事業登記證局版臺業字第 0130 號
本書如有缺頁，破損，倒裝請寄回臺北聯經書房更換。

國家圖書館出版品預行編目資料

大人也不知道的求生防災知識大集合／
求生防災研究會著；賴庭筠譯. -- 初版.
-- 新北市：聯經出版事業股份有限公司,
2025.03
128 面；12.8×18.8 公分
ISBN 978-957-08-7624-6(平裝)
1.CST: 求生術 2.CST: 防災教育
411.96　114002136

特別感謝：張志新博士

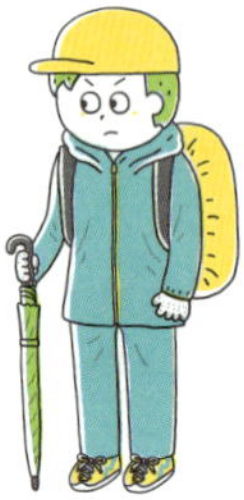